Alimentación Inteligente

Dr. Gerardo Ochoa

Karen G. Lamb Vázquez

Publicado por: Editorial Bien-etre.

Diseño de portada: Laura Bernal Teshima y Esteban Aquino

Diagramación: Easwara Jiménez

ISBN: 978-9945-647-30-3

Edición: Editorial Bien-etre

www.bienetremedia.com

Primera edición 2023.

Alimentación Inteligente

Sana tu cuerpo con los nutrientes que necesitas

Alimentación Inteligente

Sana tu cuerpo con los nutrientes que necesitas

Dr. Gerardo Ochoa
Karen G. Lamb Vázquez

ÍNDICE

DEDICATORIA Y AGRADECIMIENTOS

A nuestros padres, por motivarnos e impulsarnos a ser mejores seres humanos.

A nuestro equipo Be Welly, por su entrega, empatía y talento, porque gracias a ustedes podemos servir a miles de personas.

A nuestros participantes, por confiar en nosotros y, sobre todo, en ustedes mismos y descubrir que la salud está en las decisiones que toman todos los días.

A ti, que te has dado la oportunidad de crear tu nuevo camino hacia la salud, que impactará en las próximas generaciones.

A nosotros, por evolucionar, buscando el bienestar integral en nuestras vidas, ser congruentes y vivir de nuestro propósito sirviendo a los demás.

INTRODUCCIÓN

Por el Dr. Gerardo Ochoa Anaya:

A las 9:00 de la mañana, con un equipo quirúrgico completo listo para un nuevo procedimiento, tenía el deseo de participar en una nueva cirugía exitosa, sin dejar de sentir, por supuesto, el suspenso de mantener la vida que tenía frente a mí. Apenas iniciaba el proceso cuando el monitor mostró líneas erráticas, reflejando la batalla silenciosa que se libraba dentro del cuerpo del paciente.

Aunque no era el médico tratante y estaba en el último año de mi subespecialidad, sentí una enorme responsabilidad por aquella vida, así que me dispuse, junto con el equipo profesional que se encontraba en la sala, a poner en práctica todo lo que mis años de experiencia, aunados a los quince años de estudio de mi carrera profesional, me indicaban como protocolo a seguir...

Cuatro horas antes, llegué al hospital, como siempre, y revisé el pizarrón en el cual se encontraba el listado de los procedimientos que se realizarían en el día. Formaba parte del equipo que trataría a quien respetuosamente me refiero como don Raúl, con un procedimiento de cambio de válvula mitral, a través de una cirugía abierta de corazón. En su expediente médico, tenía antecedente de un infarto al corazón, descontrol de colesterol y triglicéridos, diabetes tipo 2, hipertensión arterial y otros problemas médicos, que estaban siendo tratados con administración de polifarmacia de más de veinte medicamentos durante muchos años.

Como solía hacerlo, fui a su encuentro para presentarme y conversar un poco con él. Me encontré con un hombre temeroso que, antes de dejarme pronunciar palabra alguna, me preguntó si debía operarse. Respondí que debía revisarlo con su médico tratante, pero que consideraba que no estaba en condiciones óptimas. Sin embargo, el médico tratante decidió que sí se realizaría la operación, así que se preparó todo para dicho procedimiento.

Antes de bajar al quirófano, don Raúl me extendió su mano temblorosa para sentir que alguien le daba apoyo. Desde luego, lo tomé de la mano, la cual estaba llena de sudor. Con un fuerte apretón me dijo: «Doctor, mi esposa e hija no alcanzaron a llegar porque el avión en el que vienen se retrasó. No pude despedirme de ellas. ¿Podría decirles que las amo?».

En ese momento, entendí que don Raúl presentía que algo iba a suceder. Le respondí diciendo que les daría su mensaje y que todo saldría bien. En realidad, yo sabía que, debido a los antecedentes de mal cuidado de su salud, todo se podría complicar y me pregunté: «¿Por qué nadie ayudó a don Raúl a prevenir esto desde hace años?».

Apenas inició el procedimiento anestésico, el cuerpo de don Raúl dijo «ya no puedo más» y su corazón se detuvo. Aunque, como dije antes, en equipo aplicamos todos nuestros conocimientos con el fin de salvar su vida, no hubo absolutamente nada que pudiéramos hacer. Después de treinta largos minutos de maniobras, se declaró la muerte de don Raúl.

Aunque en el ámbito médico, lamentablemente, no todos los procedimientos son exitosos, este caso me resultó particularmente conmovedor. Recuerdo haberme sentado a los pies de don Raúl, llorando por lo sucedido con una sensación de enojo, frustración y una enorme tristeza que me quemaba por dentro. ¡Había dedicado tantos años de mi vida a estudiar medicina, una especialidad y luego otra para estar en la línea de batalla equivocada!

Me di cuenta de que ahí, en el quirófano, no podía hacer nada para ayudar a las personas a evitar ese desenlace. Sentía que no estaba realmente ayudando a generar salud, más bien estaba en la línea de contención de la enfermedad. En varias oportunidades había tratado de reparar los estragos causados por enfermedades y accidentes, pero también había sido testigo de un enemigo todavía más insidioso: la falta de prevención.

Al mismo tiempo que ocurrió este descubrimiento, Karen, mi esposa, estaba iniciando una etapa de cambios. Comenzó a formarse como *health coach* y constantemente me preguntaba por explicaciones médicas que veía en sus clases, las cuales con gusto aclaraba. Sin embargo, pude ver que sus clases ofrecían un enfoque distinto al que había recibido a lo largo de mi carrera. Así que me animé a acompañarla más de cerca en esa nueva aventura.

Decidí evolucionar como médico, a pesar de años de estudios, para darme cuenta de que tenía que invertir en mi crecimiento para aprender nuevas cosas y eso llevó tiempo, dinero y esfuerzo. Todo lo que había aprendido durante años en la carrera de Medicina no me hizo aportar nada que pudiera prevenir la enfermedad en las personas que atendía y, por otro lado, tampoco me ayudó a mí a salir de mi propio problema de salud. Estuve medicado para controlar mis cifras de glucosa y mi elevada presión arterial, padecía sobrepeso, estaba de mal humor constantemente, justificaba mi pésima alimentación con largas horas en el gimnasio, dormía fatal, vivía bajo estrés y, en realidad, era una persona que vivía de manera incongruente su propia salud.

Tenía conocimientos médicos de cómo funciona el cuerpo humano, pero me faltaba un ingrediente principal: no me fijé de que, en realidad, somos cuerpo, mente y emociones, y que en estos tres fundamentos se encuentran inmersos todos los pilares que una persona debe trabajar para vivir de una manera saludable. Esto no quiere decir que una persona nunca más se vuelva a enfermar de padecimientos agudos, sino que aprenda a prevenir los padecimientos crónicos.

Me enseñaron que la genética tenía la culpa de todo y hoy sé, con certeza, que es la exposición a los factores ambientales (alimentación, ejercicio, medicamentos, tóxicos ambientales, consumo de alcohol, tabaco, estrés, falta de descanso, entre otros) lo que activa o inactiva la respuesta genética. No se hereda la enfermedad, se hereda la predisposición; eso quiere decir que, si una persona tiene predisposición a desarrollar diabetes, sus probabilidades de tenerla aumentan y, por lo tanto, debería cuidarse más, pero sin duda alguna, la enfermedad o la salud son una decisión.

En efecto, la medicina tradicional se centra en la curación, en intervenir cuando las consecuencias ya son evidentes y las opciones limitadas. Pero lo que el nuevo aprendizaje me enseñó, de la manera más desgarradora posible, es que la verdadera sanación comienza mucho antes de que lleguemos a la sala de operaciones. Comienza en nuestras elecciones diarias, en la comida que ponemos en nuestro plato, en la actividad que integramos en nuestras vidas y en la mentalidad con la que enfrentamos los desafíos.

don Raúl ocupa un lugar muy especial en mi corazón, porque gracias a esa experiencia hoy dedico mi vida a ayudar a generar salud real. Este libro es un tributo a esa enseñanza de vida que me dio ese día.

Bienvenido a un viaje que podría cambiarlo todo en tu vida.

Por Karen González-Lamb Vázquez:

¿Hay satisfacción más grande que lograr todo el éxito profesional con el que siempre has soñado? En realidad, sí.

La vida está compuesta de sueños, circunstancias, sacrificios, logros y más. Sin embargo, a menudo todos tenemos un punto de inflexión que cambia el rumbo de todo lo que conocíamos. Para mí, ese momento llegó el día en que decidí que ya no deseaba sentirme atrapada en un cuerpo que no reflejaba quién era ni lo que, en realidad, aspiraba a ser, pero no me había dado cuenta. Esta es mi historia, pero también podría ser la tuya.

Comencé a trabajar desde muy joven, porque mi espíritu de independencia y de ansias por alcanzar las metas de éxito profesional que me había trazado así lo dictaban. En tal sentido, trabajar y estudiar a la vez se convirtió en una forma de conseguir lo que deseaba. Tuve la oportunidad de estudiar en una de las mejores universidades de México, gracias a una beca deportiva que obtuve en el Instituto Tecnológico y de Estudios Superiores de Monterrey (ITESM), donde logré titularme, finalmente, en Administración de Empresas con especialidad en Calidad de Procesos.

En virtud del compromiso moral que tenía al ser becada, durante todos esos años me exigí demasiado para ser una alumna destacada. Aunado a eso, el hecho de trabajar para mantenerme y cumplir con otros compromisos financieros relacionados con mis estudios me hizo llevar un estilo de vida reinado por el estrés y la carencia de cuidados personales.

Debido a la mala alimentación, las pocas horas de sueño que lograba cumplir cada noche —entre dos y tres diarias— y esa vida desenfrenada que llevaba, no tardaron en hacerse presentes los primeros síntomas que querían avisarme que algo no estaba bien con mi cuerpo. Sin embargo, pensaba que era muy joven y estaba llena de energía, así que consideraba que eso no era nada que una rutina de ejercicios no pudiera resolver.

Todo mi esfuerzo «valió la pena». Logré ingresar a una importante empresa transnacional en la industria automotriz, en la cual fui escalando posiciones, mientras que, avalada por la aprobación de quienes me rodeaban, decidí seguir formándome académicamente para que esa escalada continuara. Así que realicé licenciaturas, diplomados y, después, la Maestría en Ingeniería en Imagen Pública del Colegio de Imagen Pública.

De acuerdo con el sistema con el cual me eduqué, la búsqueda de mi identidad basada en la obtención de un gran puesto gerencial era la meta. Así que con todos mis logros y mi vida corporativa repleta de reuniones, eventos y viajes de negocios, me sentía admirada, importante y, por supuesto, eso me gustaba.

Sin embargo, el lado oscuro de esa vida perfecta eran los constantes desvelos y excesos en cuanto a alimentación, que hacían que siempre viviera con cansancio y que devinieron en un deterioro de mi salud, comenzando por afecciones digestivas, manifestadas con dolores estomacales y reflujo severo, y pasando por padecimientos hormonales de todo tipo. Además, mi salud mental y emocional estaban severamente afectadas, pues siempre me sentía triste, angustiada y ansiosa.

Así que durante muchos años estuve buscando la «píldora mágica» para bajar de peso rápido y verme mejor. Mi posición económica me permitía pagar lo que fuera con tal de obtener resultados rápidos.

Hasta que en un momento me comencé a sentir perdida en mi «vida soñada». Sentía que lo que había logrado con tanto anhelo, finalmente no representaba mi propósito de vida. Y, de manera inesperada, después de quince años trabajando para esa gran empresa, decidí renunciar en el año 2018.

Fue una decisión muy compleja, me llevó mucho tiempo tomarla, soltar todo lo que era conocido para mí, para ir hacia lo desconocido. Estando fuera de la empresa, sin mi importante puesto y sin mi altísimo sueldo, sentí que no tenía identidad.

Allí inició un proceso de duelo muy difícil, pero que me llevó a cuestionarme todo lo que, para mí, hasta ese momento, representaba una vida exitosa. Antes de dar el siguiente paso, consideré que era el momento de voltear hacia mí misma, hacia mi salud y hacia el conocimiento de mi cuerpo. En tal sentido, a principios del 2019, comencé a estudiar en el Institute for Integrative Nutrition (IIN) para convertirme en *health coach* certificada, en principio, con la intención de aprender más sobre la forma en que debía tratarme a mí misma.

Aunque hacía meses, de manera espontánea, había comenzado a implementar cambios de estilo de vida, durante mis estudios en el IIN noté que había muchos temas relacionados con la salud que nunca había considerado. Por ejemplo, no me había fijado en que la salud también se enfoca en la relación de pareja, en las relaciones que cultivamos con las personas que están a nuestro alrededor, en el hecho de que nos guste o no el trabajo que hacemos y muchos elementos más, independientemente de lo que llevamos a nuestros platos.

Esta certificación me empezó a fascinar, comencé a conectar con mi cuerpo, a darme cuenta de que muchos de mis síntomas y malestares los había provocado yo misma, por las malas decisiones que tomé durante años y que yo pensaba que no me podían afectar.

Durante mis estudios en la certificación, tuve la oportunidad de conocer algunos temas médicos y comencé a buscar apoyo en el Dr. Gerardo Ochoa cuando no los comprendía bien. No pasó mucho tiempo cuando empezó a sentarse a mi lado mientras escuchaba mis clases y algo despertó también en él, cuando un día me dijo: «Oye, yo estudié quince años y estoy en la línea de batalla incorrecta».

Mientras tanto, en el 2019, sentía que no podía dejar atrás toda mi experiencia corporativa, así que empecé a tener varias entrevistas de trabajo, porque en cierto modo sentía que ahí era mi hábitat. Estuve en una última entrevista, a punto de que me contrataran para un gran puesto, en una gran empresa y algo en mi corazón me decía que no lo tomara. Me faltaban cuatro meses para certificarme como *health coach* y, aunque tenía la necesidad de generar ingresos porque era algo que había hecho desde temprana edad, tuve la intuición de que algo iba a suceder en el mundo del bienestar y que el Dr. Gerardo Ochoa y yo íbamos a trascender en el mundo de la salud, aunque no sabía cuándo ni cómo.

Decidí declinar, con muchísima vergüenza, la oferta de trabajo, luego de haber sido seleccionada tras un largo proceso de entrevistas y les dije que me disculparan, pero yo tenía un propósito, que, aunque no lo tenía diseñado con claridad en ese momento ni sabía cómo lo iba a concretar, era a lo que deseaba apostar.

En enero de 2020, dejé los proyectos que estaba haciendo relacionados con el mundo corporativo, que llevaba mientras estudiaba en el IIN, y decidí concentrar mi energía en algo que iba a crear junto al Dr. Gerardo Ochoa. De pronto, llegó la pandemia y, como yo no tenía ningún ingreso y el Dr. Gerardo Ochoa dejó de ir a las cirugías — por temas obvios—, nos dijimos «nos aventamos o nos aventamos». Como ya había finalizado mi certificación, comenzamos a aplicar en nuestras propias vidas lo que habíamos aprendido allí y los resultados nos motivaron a querer compartirlos. Comenzamos a prepararnos para el mundo digital, a los fines de obtener más herramientas, y ese fue el comienzo de la maravillosa aventura que tiene por nombre «Be Welly».

A lo largo de este libro, nos hemos trazado el objetivo de hacerte reconocer el potencial que tiene un estilo de vida saludable, considerando que la salud va más allá de solo hacer ejercicio y comer poco. Como seres humanos integrales, debemos cuidar múltiples facetas de nuestras vidas, pero, en especial, entender que debemos retornar a un estilo de alimentación más conforme con la naturaleza de nuestro cuerpo, alejándonos de las convenciones que la industria alimentaria nos quiere imponer.

Sería un honor para mí que leas las siguientes páginas en las que hemos puesto toda nuestra dedicación y experiencia para que puedas encontrar una vida más equilibrada.

¡Gracias por querer ser parte de este movimiento!

CAPÍTULO 1

NO ES TU CULPA

«La buena alimentación comienza en la infancia,
pero nunca es demasiado tarde para aprender
a comer de manera saludable.
No es tu culpa si no sabes cómo hacerlo,
pero es tu responsabilidad aprender».

—Ann Wigmore

Aprendiendo a comer en la era de la comida rápida

¿Has estado presente durante el proceso de bienvenida que se le da a un bebé recién nacido? Luego de la evaluación de su estado de salud y el de su progenitora, si no existe ninguna complicación que atender, el primer contacto entre ambos está orientado a la provisión de alimentación a través del pecho materno. La preocupación de toda madre se centra en que el bebé tome su alimento de manera adecuada. En definitiva, ¿qué puede ser más importante que asegurarse de que su bebé esté bien alimentado?

Así se inicia una nueva vida y poco a poco, la atención gira en torno a todo cuanto es llevado a su boca. En cuestión de meses y a lo largo de los años, no es extraño que se le digan al niño aseveraciones como «Tienes que acostumbrarte a comer de todo», «Si no comes te vas a morir», «Deja el plato limpio», «Si no te comes todo, no habrá postre», «Come rápido», «Come bastante para que crezcas», «¡Está bien! Un poquito de dulce no hace daño». Tales indicaciones, aunque parezcan inocentes, tienen el potencial de llevar a la criatura, en el futuro, a tomar decisiones desacertadas en torno a la alimentación, que estén orientadas, especialmente, a llenar el estómago y no a nutrirse, creando así una asociación errónea con la comida.

En efecto, desde pequeños, nuestro paladar es un lienzo en blanco que recibe pinceladas de diferentes artistas, que son todas aquellas personas que nos rodean. Nuestras elecciones alimentarias están influenciadas por el ambiente en el que crecemos. Los entornos familiar, escolar y social son clave en la formación de nuestros hábitos alimenticios.

En la familia, los padres y quienes se encargan del cuidado del niño son los principales modelos de comportamiento alimentario. La forma en que se seleccionan y preparan los alimentos en casa, la cantidad y calidad de los alimentos disponibles y la frecuencia con que se consume «comida chatarra» influye en la elección de alimentos saludables o no en el futuro.

Al respecto, debemos reconocer que los adultos en el hogar son quienes toman las decisiones de compra, no los niños, por lo que debemos entender que, si disponen de productos poco saludables de manera constante en casa, los consumirán y se acostumbrarán a dichos sabores.

Por otra parte, en la escuela, la disponibilidad y accesibilidad a alimentos saludables influyen en las elecciones alimentarias. Cuando en el comedor escolar se ofrecen opciones de alimentos nutritivos y en los salones de clases se imparte educación sobre la importancia de una alimentación sana, los niños son más propensos a elegir alimentos saludables. De igual forma, cuando se ofrecen recompensas en forma de cupones para ser usados en establecimientos de comida rápida por la obtención de buenas calificaciones, no se está enviando un mensaje adecuado.

Finalmente, el entorno social también influye en nuestras elecciones alimentarias. Los amigos y compañeros de la escuela y, más adelante, del trabajo, pueden tener un impacto en nuestras elecciones alimentarias. Si ellos tienden a elegir alimentos no saludables, es más probable que lo hagamos también, pues todos persiguen el objetivo de encajar en el grupo e ir con las tendencias, incluso, en cuanto a la forma de comer en reuniones sociales se refiere.

Con todo esto, no resulta extraño encontrarnos dentro de la población infantil problemas médicos que antes veíamos solo en personas adultas y de la tercera edad. Los índices de obesidad infantil han superado el 40 % en países como Estados Unidos y México. Asimismo, patologías como la diabetes tipo 2, aumento de la presión arterial y afecciones hepáticas, se están comenzando a presentar a tempranas edades.

Hace cincuenta años podíamos observar adultos que desarrollaban hígado graso relacionado con el consumo de alcohol, el cual terminaba en cirrosis hepática, un problema de salud cuyo desenlace es potencialmente mortal, a menos que se realice un trasplante de hígado. En la actualidad, los niños también están desarrollando hígado graso, obviamente, no relacionado con el consumo de alcohol, pero sí vinculado al consumo de productos procesados, que están cargados de azúcar y fructosa, y que generan los mismos daños que el alcohol en el hígado. Por tal razón, ahora los niños también enferman de cirrosis hepática, en tan alta proporción, que se ha creado una especialidad médica dedicada a realizar trasplantes hepáticos en la población infantil.

Esto nos tiene que llamar la atención y hacer que comencemos a tomar conciencia del ejemplo que damos a los más pequeños si deseamos que tengan vidas largas, felices y saludables.

En nuestro programa de reversión de diabetes tipo 2 llamado «Bye Bye Diabetes Tipo 2 Bootcamp», proyectamos en pantalla una foto que suele generar muchas controversias. Se trata de un niño pequeño con un cigarrillo. Obviamente, no es una foto real, sino recreada para generar conciencia. En ese momento, preguntamos a nuestros participantes: «¿Le darías a tu hijo un cigarrillo?». La respuesta es más que obvia y contundente. En efecto, todos responden: «Jamás lo haría, porque los cuido y los amo». Pero, de inmediato, se sorprenden cuando les decimos que, en realidad, ya lo han hecho. Directamente no han dejado que sus hijos se envenenen con humo de cigarrillo, pero sí con alimentos altamente dañinos para su salud, tales como cereales de desayuno, galletas, jugos, refrescos, dulces, helados y todos esos productos altamente procesados, que vienen cargados de información negativa y dañina para sus cuerpos, visto que contienen una cantidad elevada de azúcar y aditivos tóxicos. Es así como los niños están consumiendo productos de pésima calidad que los están enfermando.

En tal sentido, nuestros hábitos alimenticios no son solo una elección personal, sino que están influenciados por el entorno en el que crecemos y nos desarrollamos. Además, los hábitos alimenticios que adquirimos en nuestra infancia tienen la capacidad de incidir en nuestra salud, bienestar y calidad de vida en el futuro.

El oscuro impacto de la publicidad

¿Recuerdas aquel anuncio publicitario de ese producto azucarado que tanto te gustaba de niño? Tenía una canción muy pegajosa que te pasabas el día tarareando, personajes divertidos, muchos colores e incluso, la promesa de algún regalo con su adquisición. La imagen del producto era tan vívida que podías oler y sentir la textura de ese producto en tu boca.

La publicidad puede ser muy influyente en la elección de alimentos, especialmente en la infancia. Es de suma importancia enseñar a los niños a ser objetivos ante la enorme cantidad de anuncios dirigidos a captar su atención y condicionar aquello que piden a sus padres, basándose en su ingenuidad. La calle, los distintos programas de televisión y los videos en Internet están inundados de publicidad de productos dañinos que presentan bajo la figura de «saludables», «que te ayudan a crecer», «que cuidan tu salud», cuando, en realidad, producen todo lo contrario.

Los adultos no nos salvamos de la influencia de dichas publicidades, pues en ocasiones pueden llegar a ser tan persuasivas que nos hacen caer tontamente en sus objetivos.

La industria alimentaria se centra en la producción de alimentos procesados, altos en azúcares, fructosa, grasas proinflamatorias, colorantes, conservadores, potenciadores del sabor, entre otros ingredientes dañinos, con el fin de generar más ganancias y mantener a los consumidores enganchados a ellos. Estos mal llamados «alimentos» son agradables al paladar, convenientes, baratos y a menudo se encuentran disponibles en cualquier lugar, incluyendo farmacias, bibliotecas, gasolineras, escuelas o lugares de trabajo, lo que los hace atractivos para las personas que llevan vidas tan ocupadas.

En tal sentido, en muchos lugares del mundo, en los supermercados y tiendas de comestibles abundan los alimentos procesados, mientras que la sección de alimentos frescos y saludables es diminuta. Esto influye en el hecho de que las personas puedan elegir una alimentación adecuada y saludable.

Aunado a esto, otro factor importante que influye en nuestra alimentación es el estrés y la falta de tiempo. Muchas personas llevan vidas dominadas por múltiples compromisos familiares, laborales y sociales, dejando en último lugar la selección de los productos alimenticios de calidad.

En efecto, la industria alimentaria ha respondido de una manera contundente a la aclamación popular: «Quiero comer algo rápido porque no tengo tiempo». No obstante, aunque tenemos a nuestro alcance una enorme y variada oferta de productos, la verdad es que dichas «soluciones» nos están enfermando.

Podríamos interpretar fácilmente que algunas enfermedades como la diabetes, la hipertensión y las afecciones cardíacas tengan relación directa con una mala alimentación, sin embargo, la realidad es que existen otros padecimientos asociados, tales como el cáncer, trastornos autoinmunes, problemas psiquiátricos, emocionales y más, que podrían derivar de una dieta cuyos principales componentes sean los productos procesados.

Ahora bien, detrás de cada publicidad de un producto altamente procesado y elaborado con ingredientes poco seguros, se esconde un oscuro proceso en el cual algunas empresas han tomado decisiones equivocadas por recibir un impulso financiero.

Pero antes de dejarnos llevar por tales publicidades, debemos analizar las consecuencias del consumo de productos procesados, tanto en niños como en adultos, algunas de las cuales se listan a continuación:

- Problemas en el desarrollo físico, mental y emocional.
- Falta de energía, que repercute en un bajo rendimiento escolar o incumplimiento de estándares laborales.

- Desequilibrios en el estado de ánimo, angustia, depresión, mal humor, trastorno por déficit de atención e hiperactividad (TDAH), autismo y otras afecciones.
- Adicción a la comida.
- Aumento de riesgo de padecer sobrepeso, obesidad, diabetes, hipertensión arterial, demencia, problemas cardíacos, renales, visuales, neurológicos, gastrointestinales, enfermedades autoinmunes y cáncer.
- Infertilidad, síndrome de ovarios poliquísticos, problemas menstruales, falta de libido, disfunción eréctil y problemas durante el embarazo.
- Insomnio, apnea del sueño, entre otros trastornos del sueño.

Si a esto le sumamos la cantidad de teorías dietéticas que se promueven desde las redes sociales y otros medios, que se contradicen entre sí con respecto a lo que es saludable y lo que no lo es, podemos considerar que la nutrición en la actualidad se ha convertido en un verdadero caos, y no es de extrañar que muchas personas estén confundidas acerca de qué es lo que realmente deben comer.

Las tendencias alimenticias varían con las circunstancias, épocas y expertos que las promueven. Nos encontramos inmersos en diferentes pautas que han dado prioridad a un determinado grupo de nutrientes, sobre otros que han llegado a considerarse incluso peligrosos.

Algunos expertos defienden una dieta baja en grasas, mientras que otros recomiendan una baja en carbohidratos. Algunos sugieren comer más proteínas, mientras que otros aconsejan comer menos o seleccionar solo un tipo de ellas. Hay quienes advierten sobre los peligros del consumo de azúcares, mientras que otros consideran esta idea exagerada y extremista. La información contradictoria puede llevar a la confusión, lo que hace que muchas personas no sepan qué hacer y, ante la incertidumbre, confíen en las promesas de una industria alimentaria que se preocupa poco por nuestra salud, generándose un círculo vicioso del cual es difícil salir.

Por ejemplo, en la década de 1950, cuando Estados Unidos se encontró en medio de una epidemia de enfermedades cardiovasculares, ni siquiera el presidente Eisenhower pudo huir de ellas y tuvo un infarto en el año 1955. Aunque era conocido el hecho de que Dwight Eisenhower fumaba alrededor de cuatro cajetillas de cigarrillo a diario, su condición de salud encendió las alarmas de la población, visto que las enfermedades cardíacas se estaban convirtiendo en el mayor asesino de la nación. No demoraron en buscar responsables de dicha situación y las grasas fueron condenadas y declaradas culpables. Mientras se satanizaba la grasa saturada, junto con otros tipos de lípidos, se comenzó a buscar la forma de sustituir tales nutrientes. Lamentablemente, los azúcares, a menudo en forma de carbohidratos, vinieron a la pirámide alimenticia, convirtiéndose, de hecho, en la base de la alimentación de millones de hogares.

Asimismo, esta satanización de las grasas permitió que se dejara en paz a la industria azucarera, la cual comenzó a verse como inofensiva dentro de los platos más comunes del disfrute familiar. No carecía de lógica para la colectividad asociar el consumo de grasas con el aumento del colesterol, vinculándolo finalmente con los daños a nivel cardiovascular. En tal sentido, el consumo de carbohidratos comenzó a aumentar a partir de entonces. Lamentablemente, esto respondió a intereses económicos de la industria azucarera, manejados con gran astucia.

Esta situación ha costado millones de vidas en el mundo, ya que nuestros cuerpos no están diseñados para metabolizar grandes cantidades de carbohidratos, cuyas razones se explicarán más adelante.

Es sorprendente que más del 70 % de las muertes a nivel mundial son prevenibles con una adecuada alimentación. Lamentablemente, estos decesos son consecuencia de enfermedades ocasionadas por la abundante manufactura de productos procesados que nos ofertan en el mercado a precios muy bajos. Aunque parezca detestable, uno de los grandes objetivos de las empresas que venden comida chatarra son justamente nuestros hijos. Los niños, en promedio, ven de 600 a 10 000 anuncios de comida procesada en la televisión o en los videos y juegos a los que acceden a través de dispositivos electrónicos. Las empresas saben que los niños, una vez que prueban el producto, se convierten en consumidores leales y eso los hace seguir comprando el resto de su vida.

Estamos hablando de verdaderos asesinos silenciosos. Las grandes industrias alimentarias están convirtiéndonos de manera intencional en adictos a sus productos, haciéndonos creer, por otra parte, que estar obesos y enfermos es nuestra culpa por comer mucho, no tener fuerza de voluntad y no hacer ejercicio, o bien, porque es parte de nuestra genética. Esto genera una culpabilidad en las personas por sentirse enfermas y con ello, la industria se lava las manos. Es imprescindible hacer un cambio para nuestro beneficio y para ayudar a que nuestros niños crezcan lejos de toda esta historia de terror de la cual comienzan a formar parte desde los primeros años de su vida.

Con frecuencia, nos ponemos la mano en el corazón y tratamos de pensar que las grandes corporaciones de alimentos no tienen intencionalmente el deseo de enfermarnos a todos, sino que tienen el objetivo de seguir persiguiendo grandes cantidades de dinero.

Sin embargo, resulta imperativo comenzar a cambiar esta realidad. Empieza por elegir alimentos de verdad y por educar a tus hijos. Estar sanos es un deporte que se practica en equipo y a diario. Si quieres hacer un cambio real, permite que tus niños se involucren en la preparación de las comidas para que empiecen a crear conexión con alimentos reales. Además, recuerda que debes predicar con el ejemplo. Te invitamos a que hagas una introspección desde el rol que juegas en tu familia y que seguramente tiene impacto en los pequeños de la casa.

Como puedes ver, es así como la nutrición actual se ha convertido en un caos debido a la influencia de la industria alimentaria, la información contradictoria en los medios de comunicación, el estilo de vida agitado, la falta de educación nutricional y el fácil acceso a productos poco saludables. No obstante, a pesar de estos desafíos, es posible tomar medidas para mejorar nuestra alimentación a través de la adecuada educación en la materia y, en consecuencia, optimizar la salud y el bienestar propio y de nuestra familia.

Alimentación saludable: tu mejor medicina

Hipócrates, el padre de la medicina, fue muy acertado al enunciar: «Que la comida sea tu alimento y el alimento, tu medicina». De dicho pensamiento se desprende que la comida que consumimos no solo debería saciar nuestra hambre y el placer de comer, sino que también debería tener la capacidad de nutrir nuestro cuerpo, proporcionando los nutrientes necesarios para promover una buena salud y prevenir enfermedades.

De igual forma, el precitado adagio hace referencia al hecho de que los alimentos también pueden utilizarse como medicina. De hecho, en la antigua Grecia, Hipócrates y otros médicos prescribían ciertos alimentos para tratar enfermedades y promover la curación. Hoy en día, la medicina tradicional se enfoca en la prescripción de productos farmacológicos que se encuentran orientados a atacar los síntomas que son generados por determinados padecimientos. Este tipo de tratamientos suele ser costoso financieramente y también, quienes lo consumen, deben pagar el precio de los efectos adversos con su propio cuerpo.

Se ha demostrado que una buena alimentación puede ayudar a prevenir y coadyuvar en el tratamiento de condiciones tales como la diabetes, la hipertensión arterial, la hipercolesterolemia, problemas tiroideos, oncológicos, autoinmunes, obesidad, entre muchas otras.

No hay duda de que el padecimiento de distintas enfermedades se encuentra relacionado con los intereses de una industria alimentaria que no se preocupa por tu salud y de una industria de la salud que no se preocupa por lo que comes.

La medicina tradicional enfoca sus esfuerzos en tratar los síntomas de un problema médico, pero no en resolver las causas que lo originan. En tal sentido, tratar un padecimiento únicamente con medicamentos, sin tomar en cuenta las razones por las cuales se ha llegado a él, no garantiza la curación. ¿Cuál sería la forma más adecuada de tratar un problema crónico como la diabetes? ¿Ofrecer un medicamento que reduzca las cifras de glucosa (tratar síntomas) o poner el foco en la resolución de la causa que genera estas elevaciones (mejorar la alimentación)?

Tratar las enfermedades desde su origen en lugar de solo tratar los síntomas es un tema crucial para la salud y el bienestar a largo plazo. Lamentablemente, por el estilo de vida que tenemos, en el cual la inmediatez y la necesidad de mantenerse productivos marcan las pautas, incluso, cuando del tratamiento de una enfermedad se refiere, es común que muchas personas se enfoquen únicamente en el rápido alivio de los síntomas de una enfermedad, en lugar de buscar y tratar la causa subyacente. Si bien esto puede proporcionar un alivio temporal, a menudo no es suficiente para curar la enfermedad en sí. Además, tratar solo los síntomas puede enmascarar la gravedad de una enfermedad y permitir que progrese, aun cuando sean administradas sustancias químicas con el fin de contrarrestar los efectos en el cuerpo que una enfermedad produce. Tratar solo los síntomas puede ser útil a corto plazo, pero no es suficiente para garantizar una recuperación completa y una buena salud a largo plazo.

Al abordar la causa subyacente de una enfermedad, se pueden encontrar soluciones a largo plazo que no solo alivian los síntomas, sino que promueven la salud general del cuerpo. Esto significa que se pueden hacer cambios en el estilo de vida, enfocándose especialmente en la nutrición, la actividad física y otros factores. De esta manera, no solo se trata el padecimiento actual, sino que se previene el riesgo de daños futuros.

Asimismo, la indicación de productos farmacológicos pareciera aumentar la expectativa de vida de la población, pero el costo de ello no parece compensar la forma de vida que una persona medicada por el resto de su vida puede tener, en comparación con un estilo de vida saludable, libre de fármacos, basado en una alimentación y hábitos saludables.

Resulta inconcebible que, a pesar de que en la actualidad contemos con profesionales de la salud tan especializados, centros de salud con infraestructura y tecnología de avanzada, medicamentos de última generación, grandes sumas de dinero destinadas a tratar las enfermedades, cirugías prometedoras y otros avances científicos, seguimos observando un gran número de personas que no están saludables y que, aunque continúan incorporando tratamientos farmacológicos a sus vidas, no logran obtener la salud.

Debemos reconocer que la medicina tradicional sí resulta ser efectiva en la detección, diagnóstico y tratamiento de enfermedades, pero es incompetente en la prevención y reversión de padecimientos que son tratables, simplemente, con un adecuado estilo de vida. El resultado obtenido es que hoy tenemos personas que viven más años, pero con menor calidad de vida.

Quizá te estés preguntando: ¿cómo puedo tratar la causa de mi enfermedad si hasta el momento apenas entiendo cómo se tratan los síntomas?

A menudo, el camino de identificar las causas subyacentes de una enfermedad inicia debido a una preocupación específica. Quizás experimentes dolor o malestar crónico, hayas tenido un susto de salud reciente, quieras perder o ganar peso. Aunque no te aconsejamos que descartes tu visita a un profesional de la salud, te invitamos a descubrir la causa de los síntomas y comenzar a trabajar en ella.

Por tanto, es importante, en primer lugar, que identifiques con claridad todos los síntomas emocionales o físicos que hayas experimentado en tu historia reciente. Luego, debes recopilar más información sobre ellos, validando desde cuándo se han hecho presentes y con qué frecuencia ocurren. Acto seguido, es necesario evaluar las siguientes áreas de tu vida:

- Hábitos de sueño
- Niveles de estrés
- Actividad física
- Práctica espiritual
- Vida social y relaciones
- Carrera profesional
- Finanzas
- Consumo de alimentos procesados, cafeína, alcohol y sustancias psicotrópicas
- Consumo adecuado de agua

Con esta indagación, serás capaz de determinar la forma en que puedes hacerles frente a los malos hábitos con el fin de girar tu vida hacia una nueva dirección, para que tu estado de salud no dependa únicamente de productos farmacológicos, ya que, con esta decisión pondrías en manos ajenas la responsabilidad que tienes contigo mismo.

Tratar las enfermedades desde su origen no solo es más efectivo, sino que también es una forma más respetuosa de relacionarte con tu cuerpo y tu salud en general y además es menos costoso. En lugar de simplemente tapar los síntomas con medicamentos, si abordas la causa subyacente, puedes permitir que tu cuerpo se recupere naturalmente y vuelva a estar en equilibrio.

Recuerda que los alimentos no son *como* tu medicamento, *son tu medicamento*.

Transforma tu vida con hábitos de alimentación saludables

Quizás acabamos de hacerte ver un sombrío panorama que, a todas luces, pareciera deprimente. Sin embargo, nuestra intención es ofrecerte las herramientas que necesitas para que tú y tu familia puedan emprender el camino a la salud. Por ejemplo, un cambio de hábitos siempre será una buena elección.

Tener buenos hábitos a la hora de alimentarse te permite entender y enseñar a tus hijos lo siguiente:

- Los alimentos deben nutrir el cuerpo y no solo quitar el hambre.
- Aunque el mercado esté plagado de productos procesados, siempre es posible tomar decisiones saludables.
- Los verdaderos alimentos son provistos por la naturaleza, no por una fábrica.
- Necesitamos mejorar nuestra relación con los alimentos.
- La comida casera siempre es la mejor opción.
- Debemos comer sano por salud y no por la imagen corporal.

- Mientras más sanos estemos, más podremos disfrutar la vida.

Para comenzar a fomentar hábitos saludables en casa en torno a la alimentación, en primer lugar, debes comenzar a implementarlos tú, con el fin de que tus hijos los lleven a cabo por imitación.

De igual forma, es importante que entiendas que la motivación no es suficiente, en virtud de que los hábitos son un comportamiento inconsciente. De manera que debes trabajar en lograr que la parte subconsciente de tu cerebro se encargue de crear ese hábito por ti.

Los hábitos se consideran efectivos si están organizados y ejecutados de conformidad con tus prioridades, tomando en cuenta tus necesidades en orden de importancia. En tal sentido, si consideras que tu salud y la de los tuyos es una prioridad, es importante comenzar a establecer hábitos saludables que tengan esto como norte.

Un hábito es toda pauta de comportamiento o acción que repetimos de manera regular y de manera automática, que se forma mediante la repetición. Son ejemplos de hábitos: cepillarte los dientes, apagar o posponer la alarma del despertador una vez que suena, ponerte desodorante después de bañarte, llevar a tus hijos a la escuela a la misma hora, entre otros.

Con respecto a los hábitos alimenticios que podrías comenzar a incorporar con el fin de prevenir enfermedades, estarían: sustituir el consumo de cereales de desayuno por alimentos preparados en casa, dejar de colocarle azúcar al café, incorporar una porción generosa de vegetales en cada plato, cambiar el acostumbrado postre basado en un trozo de pastel por una porción pequeña de frutos rojos, entre otros.

Para comenzar, los hábitos saludables que deseas incorporar tienen que estar fundamentados en objetivos precisos y alcanzables. Es decir, que los hábitos propiamente dichos no son lo que te debe impulsar a realizar cambios en tu vida, sino los resultados que obtendrás con su implementación.

Los hábitos por establecer deben estar caracterizados por lo siguiente:

1. **Deben ser evidentes.** Debemos tener la capacidad de identificar fácilmente nuestros hábitos. Es decir, es necesario crearlos, hacerles espacio dentro de nuestras rutinas diarias y que sea obvio que están siendo llevados a cabo.

2. **Deben ser agradables.** Es necesario diseñar y asociar las nuevas costumbres con sentimientos positivos y que puedas practicarlas de una forma que te guste hacerlas, así será más sencillo que se conviertan en un hábito. Para ello, es indispensable observar los beneficios que obtendrás a largo plazo con su aplicación. En este caso es muy importante cambiar el *tengo* por el *puedo* como medida para internalizar dicho compromiso personal.

3. **Deben ser adaptables.** Aunque la clave para incorporar hábitos saludables es la repetición y no la perfección, los nuevos hábitos a incorporar deben tener un nivel de dificultad, es decir, que no sean tan sencillos que no representen un reto para ti, pero que tampoco sean tan difíciles que te desmotiven por no poder realizarlos de la mejor manera.

4. **Deben ser placenteros.** Como hemos venido explicando, la incorporación de un hábito debe estar orientada a obtener una recompensa medible, a los fines de que, en la medida en que vayas obteniendo resultados favorables, mantengas el entusiasmo en seguir adelante.

Te animamos a iniciar, junto con tu familia, el hermoso recorrido hacia una vida en la que los hábitos saludables sean parte importante de la misma. Solo tienes que mejorar un 1 % cada día. De esta forma, en un año, tras pequeñas repeticiones, habrás logrado instaurar hábitos que se convertirán en más salud y bienestar.

ANEXO
CUESTIONARIO PARA SABER SI TENGO ADICCIÓN A LA COMIDA

Hemos aprendido que la alimentación es parte fundamental de nuestras vidas y un elemento esencial para nuestra salud y bienestar. Sin embargo, en ocasiones, algunas personas pueden tener una relación poco saludable con ciertos alimentos y desarrollar una adicción a ellos.

Las adicciones alimentarias no solo afectan tu salud física, sino también tu salud mental y emocional.

Quizás has notado que tienes ciertas dificultades para controlar tu ingesta de alimentos no saludables, como alimentos elaborados con harinas refinadas, azúcares o comida chatarra en general. Si te sientes identificado con esta situación, es posible que estés experimentando una adicción alimentaria real.

Para ayudarte a reconocer si tienes una adicción a algún tipo de comida no saludable, hemos diseñado un cuestionario que te permitirá evaluar tus patrones alimentarios y detectar si hay algún comportamiento que sugiera este tipo de adicción.

Con la evaluación de las respuestas que proporciones podrás tener una idea clara acerca de la necesidad de hacer cambios en tu alimentación, incorporar nuevos hábitos y buscar ayuda para superar una posible adicción alimentaria.

Contesta sí o no a cada una de las siguientes interrogantes:

1. Cuando como cierto tipo de alimentos, ¿siempre termino consumiendo más de lo que tenía planeado?
2. Aunque ya no tenga hambre, ¿sigo consumiendo cierto tipo de alimentos?
3. ¿He generado preocupación por dejar de comer o reducir el consumo de cierto tipo de alimentos?
4. Cuando me faltan ciertos alimentos, ¿hago todo lo posible por conseguirlos? Por ejemplo: salgo a comprarlos como una prioridad en el día.
5. ¿Ha habido ocasiones en que he consumido ciertos alimentos con tanta frecuencia o en cantidades tan grandes que he dedicado mi tiempo a comer, en lugar de trabajar, pasar tiempo con la familia, amigos o disfrutar de otras actividades importantes o recreativas que me agradan?
6. Cuando dejo de comer o reduzco la cantidad de ciertos alimentos, ¿experimento ansiedad u otros síntomas físicos?
7. ¿He consumido ciertos alimentos para no sentir ansiedad, agitación u otros síntomas físicos que comenzaban a molestarme? No consideres los síntomas provocados por la reducción de bebidas con cafeína, como café o té.
8. Mi conducta con respecto a los alimentos y el hábito de comer, ¿me causa malestar general?
9. ¿Padezco problemas significativos para funcionar con eficacia (rutina diaria, trabajo, escuela, actividades sociales, familiares, dificultades de salud) a causa de los alimentos y el hábito de comer?
10. ¿El consumo de comida me ha provocado problemas psicológicos significativos como depresión, ansiedad, mal humor, tristeza, angustia, sentimientos de odio o de culpa hacia mí mismo, entre otros?
11. ¿El consumo de comida me ha provocado problemas físicos significativos o ha empeorado los ya existentes?

12. ¿El consumo de comida me provoca sueño y falta de energía después de su consumo?
13. ¿He descubierto que, con el tiempo, necesito comer más para sentir lo que quiero, ya sea para reducir las emociones negativas u obtener más placer?
14. ¿He tratado de reducir la cantidad o dejar de comer ciertos alimentos sin lograrlo?
15. ¿Estoy pensando constantemente en hacer dietas, investigar soluciones quirúrgicas, tratamientos farmacológicos o remedios rápidos para mejorar mi condición?

Si respondes «sí» a más de tres preguntas, es muy probable que hayas generado adicción a cierto tipo de alimentos que no son los correctos. Aunque luego de la lectura de este capítulo puedes comprender que no es tu culpa, hoy tienes el poder de tomar la decisión de cambiar esa realidad.

CAPÍTULO 2

EL COMBUSTIBLE DE TU VIDA

«Comer es una necesidad,
pero comer de forma inteligente es un arte».

—François de La Rochefoucauld

Cuando vas a colocarle combustible a tu automóvil, nunca se te ocurriría agregarle algo distinto a la gasolina. Jamás te pondrías creativo como para decidir ponerle un poco de agua con azúcar, por ejemplo, pues, aunque poseas limitados conocimientos de mecánica automotriz, tienes la certeza de que el motor necesita un determinado combustible para operar adecuadamente, pues de lo contrario, no funcionaría.

¿Por qué no todos actúan de la misma forma con su cuerpo? Al igual que tu vehículo, tu organismo necesita alimentos de calidad para funcionar adecuadamente, y si no se satisfacen tales condiciones, podemos sufrir problemas de salud.

Pero no te sientas culpable. No es común que las personas se detengan a pensar en la complejidad del proceso de alimentación y cómo nuestros cuerpos utilizan los alimentos para funcionar del modo adecuado, pero con la lectura de este capítulo, no te quedarán dudas.

La mayoría de las personas suelen comer pensando que lo que hacen es solo llenar el estómago para quitar el hambre. Así que comen por horarios, como les indica un profesional de la salud, por sugerencia de un conocido al que le funcionó determinada dieta o porque todo el mundo lo hace así.

Y aunque los seres humanos tenemos un vínculo estrecho con los alimentos y comemos incluso para convivir socialmente, la necesidad de comer gira en torno a una profundidad bioquímica real en donde los nutrientes de los alimentos ejercen diversas funciones operativas a nivel celular en el cuerpo.

Los alimentos tienen nutrientes que ejercen una función para el diseño que tiene el cuerpo. Cuando hablamos del diseño, queremos decir que se ha creado de tal manera que es necesario cumplir con determinadas especificaciones para que funcione bien.

Y aunque existe la bioindividualidad, que se refiere a que, aunque todos tenemos las mismas características biológicas, lo que es saludable para una persona podría no serlo para otra, es necesario saber que todos necesitamos de los nutrientes.

Nuestro cuerpo es una máquina maravillosa y cada alimento que consumimos tiene un impacto directo en su diseño y funcionamiento, así como en la forma en que nos sentimos. Por tal razón, es fundamental comprender la importancia de tener una alimentación balanceada y cómo esta puede influir en nuestra salud metabólica.

Así que haremos un recorrido muy sencillo a través de tu cuerpo, para que comprendas cómo se encuentra conformado más allá de lo que tu maestra de primaria te mostró en la clase de biología de la que, seguramente, apenas recuerdas que el cuerpo está conformado por varios sistemas.

Tu cuerpo está formado de unidades básicas, pero a la vez muy complejas, llamadas células, las cuales son consideradas como los bloques de la vida. Todas las células se unen entre sí para formar diferentes tejidos, los que, a su vez, conforman cada uno de tus órganos. Al mismo tiempo, los órganos componen los distintos sistemas que ejercen funciones diferentes en el cuerpo y que se encuentran interconectados entre sí.

Dentro de tu cuerpo existen doce sistemas distintos: nervioso, endocrino, circulatorio, digestivo, respiratorio, excretor, reproductor, muscular, esquelético, inmunológico, linfático e integumentario. Todos estos sistemas trabajan juntos para cumplir las distintas funciones de tu cuerpo y mantener la homeostasis, es decir, el estado de equilibrio entre todos los sistemas, requerido para sobrevivir y funcionar de forma correcta. Este es nuestro diseño y es maravilloso.

Nuestro cuerpo está compuesto de millones y millones de células, las cuales se encuentran en constante cambio. Además, cada una de ellas tiene su propio ciclo de vida, es decir: nace, cumple su función y muere. Esto representa un trabajo importante dentro del organismo, así que, para que nuestra maquinaria opere, necesitamos agregarle el combustible adecuado, el cual podemos obtener de los alimentos que consumimos y de otras estrategias que ayudan a reciclar y limpiar los procesos celulares de desecho.

Es así como podemos considerar que el sistema digestivo es como el tanque de gasolina de un vehículo, y que es el encargado de convertir todo lo que comemos en energía. En tal sentido, requerimos suministrar nutrientes de calidad a nuestro cuerpo para permitir su buen funcionamiento, mientras que nos mantenemos alejados de las enfermedades.

No obstante, como vimos en el capítulo anterior, la dieta actual se encuentra descontextualizada de lo que en realidad nuestras células necesitan. El conocimiento de la forma en que los alimentos que consumimos inciden en nuestro bienestar es crucial para comenzar a tomar decisiones acertadas en torno a nuestra alimentación diaria. No nos cansaremos de reiterar la importancia de consumir alimentos en la forma más natural posible, evitando o disminuyendo al máximo cualquier producto que no provenga de la naturaleza, sino de una fábrica.

Como hemos indicado, los alimentos pueden tener diferentes efectos en nuestro cuerpo y en nuestra salud, dependiendo de su composición y de la forma en que los preparamos y consumimos. Así que podríamos considerar algunas repercusiones que tienen los nutrientes dentro de nuestro organismo:

1. **Salud y bienestar.** Los alimentos pueden afectar nuestra salud de diferentes formas. Algunos alimentos ricos en nutrientes y antioxidantes pueden protegernos contra las enfermedades y fortalecer nuestro sistema inmunitario. Por el contrario, una dieta poco saludable, alta en carbohidratos refinados, en alimentos procesados y grasas trans puede aumentar el riesgo de inflamación, que es la predecesora de casi todas las enfermedades crónicas, tales como la obesidad, la diabetes, las afecciones cardíacas e, incluso, cáncer, enfermedades autoinmunes, alzheimer, párkinson y otras.
2. **Niveles de energía.** Los alimentos son la fuente de energía que nuestro cuerpo necesita para realizar la totalidad de sus funciones, desde respirar, moverse, pensar, defendernos de ataques externos, hasta realizar procesos metabólicos de los que no somos conscientes, incluso mientras dormimos. Al consumir alimentos, nuestro cuerpo procesa los nutrientes para obtener energía y mantenernos activos. Por lo tanto, una buena alimentación aumenta nuestros niveles energéticos y nos ayuda a sentirnos más productivos, ágiles y despiertos.

3. **Estado anímico.** Los alimentos que ingerimos también pueden afectar nuestro estado de ánimo. La información bioquímica que aportan los nutrientes genera secreción de sustancias que nos ayudan a sentirnos bien. Los alimentos saludables contienen nutrientes y compuestos que pueden afectar nuestro cerebro y nuestras emociones, como el triptófano, que es un aminoácido esencial que puede aumentar la producción de serotonina, una sustancia química que nos hace sentir bien y que, a su vez, es precursora de la melatonina, otra sustancia que nos ayuda a dormir y obtener el descanso adecuado. De igual forma, una dieta poco saludable tiene el potencial de aumentar la posibilidad de presentar episodios de ansiedad, depresión, estrés, angustia, temor y mal humor.

Por esto, es necesario que prestes atención a los alimentos que te llevas a la boca, comprendiendo que de ellos puedes obtener tres posibles resultados: generar enfermedades, prevenirlas o curarlas.

La sabiduría del intestino como segundo cerebro

Hipócrates decía que todas las enfermedades comienzan en el intestino. Durante años, se dejó de considerar al sistema digestivo como el gran ensamblaje de nutrientes de nuestro organismo, pero hoy en día ha vuelto a tomar esta importancia, porque se ha reconocido que este sistema es una de las puertas de entrada para que una persona mantenga su salud o desarrolle alguna enfermedad. El sistema digestivo es tan importante que más de 170 enfermedades se han relacionado con alteraciones en su funcionamiento.

Las funciones principales del sistema digestivo son:

- Descomponer la comida en nutrientes que podamos absorber.
- Ser clave para nuestro crecimiento y supervivencia.
- Mantenernos vivos y con energía.
- Conformar la ruta alimentaria.
- Reparar las células de nuestro cuerpo.

En una fábrica, para que un producto pueda ser finalmente producido, necesita forzosamente que en la línea de producción haya líneas de ensamblaje perfectamente diseñadas para que cumplan sus funciones, ya que, de lo contrario, el producto final podría resultar defectuoso. Lo mismo ocurre con nuestro sistema digestivo.

Poseemos una línea de producción que comienza desde que observamos y olemos el alimento a consumir, momento en el cual se comienza a producir ácido gástrico, el páncreas empieza a secretar insulina, enzimas digestivas y comenzamos a producir saliva. Todo esto se produce para que la materia prima, es decir, lo que comemos, se convierta en los nutrientes que van a abastecer al cuerpo.

Una vez que sucede esto, cortas tus alimentos y te llevas el primer bocado a la boca y sucede la magia, porque los dientes hacen el primer trabajo de trituración. Aquí la saliva comienza a formar parte del juego porque contiene enzimas digestivas que se comportan como unas tijeras que van a continuar cortando la comida en pedacitos más pequeños, sirviendo además como un lubricante.

Nuestra lengua, al mismo tiempo, primero nos ayuda a mover el alimento de un lado a otro para desplazarlo a los dientes y que estos sigan machacando. Segundo, sobre ella tenemos órganos sensoriales llamados papilas gustativas que nos ayudan a identificar los distintos sabores, así como evitar que tragues algo que se encuentre descompuesto.

Tercero, la lengua con un movimiento que ejerce hacia atrás ayuda a empujar el alimento hacia la orofaringe.

Desde allí, existen dos canales, uno que lleva aire hacia los pulmones: la tráquea, que se cierra para permitir el paso del alimento hacia el segundo canal: el esófago, que va a permitir, a través de ciertos movimientos, empujar el alimento hacia el estómago, encontrándose antes con un esfínter, que se encarga de permitir solo la entrada, pero no el regreso del alimento.

Esto resulta particularmente importante, porque el estómago produce ácido gástrico, el cual, aunque no lo creas, si lo pusiéramos en un frasquito y metieras el dedo, seguramente después de unos minutos estaría completamente quemado. Quizá te preguntes: ¿cómo es posible que una cavidad dentro de mi cuerpo pueda contener este tipo de ácido? La verdad es que las células que allí se encuentran están especializadas de tal manera que pueden soportar este ácido, el cual no solo es bueno para ti, sino necesario para llevar a cabo la función de absorción de nutrientes. Sin el ácido gástrico estaríamos perdiendo esta parte importantísima en el aprovechamiento de los nutrientes, porque es la otra parte en donde se trituran todavía más los alimentos. Además, constituye una barrera para que los microorganismos que no queremos en el cuerpo, cuando entren en contacto con el ácido gástrico, mueran. Claro está, hay otras bacterias necesarias que sí pasan y sobreviven, ya que, en realidad, estamos colonizados por bacterias.

Acto seguido, otra compuerta se abre en la parte final del estómago, a través de su contracción, enviando su contenido al intestino delgado. En este órgano se encuentran unas microvellosidades, que podemos comparar con una aspiradora que comienza a absorber los nutrientes y los ingresa a nuestro cuerpo, hacia nuestro torrente sanguíneo, para ser transportados y utilizados por todos los órganos y sistemas.

Los alimentos no digeridos siguen su tránsito hasta llegar al intestino grueso. Los alimentos correctos y saludables, como los vegetales, contienen fibra soluble e insoluble, que es un alimento que no es para nosotros, sino para el gran ecosistema de microorganismos que habita, sobre todo, en nuestro intestino grueso y que, cuando recibe su alimento, nos retorna productos indispensables para vivir.

Conforme esto avanza, todas las sustancias indigestibles empiezan a tener un proceso final de absorción del agua sobrante, quedando los productos de desecho conocidos como heces fecales, las cuales permanecen en el recto hasta ser expulsadas del cuerpo a través del ano.

Este es un proceso complejo que puede durar entre 24 y 48 horas. Pero lo más importante que deseamos que te lleves de esta sección es que, cuando te sorprendas diciendo: «Me estoy muriendo de hambre, necesito llenar el estómago», cambies el discurso interno y digas: «Voy a encender la máquina que va a nutrir mi cuerpo, porque de este proceso voy a absorber todos los nutrientes que necesito para abastecer a cada una de mis células».

Una comunidad invisible que te defiende

Somos seres integrales y no solamente por las funciones que tenemos dentro de nuestro cuerpo, sino también porque nos parecemos a lo que pasa fuera de nosotros. La tierra está llena de microorganismos y de una biodiversidad diseñada para que lleves a tu boca una gran cantidad de nutrientes de alta calidad que, curiosamente, no van a tener un efecto dañino en ti, siempre y cuando los cuides y alimentes de manera correcta. Todos somos exactamente igual que el suelo fértil, también nosotros por dentro necesitamos biodiversidad, necesitamos estar cargados de diferentes microorganismos.

Un elevado porcentaje de las enfermedades puede estar relacionado con una mala salud digestiva, así que, si somos más conscientes del tipo de alimentos que estamos consumiendo y reparamos esta salud digestiva, no solamente tendríamos como beneficios la desaparición de los gases fétidos, la hinchazón abdominal, el reflujo y la acidez, sino que empezaríamos a reparar otro tipo de padecimientos.

Tu cuerpo está formado por alrededor de diez billones de células humanas y más de cien billones de células bacterianas. Esto significa que hay más bacterias en tu cuerpo, especialmente en el intestino grueso, que humanos en el planeta. Si lo llevamos a números más globalizados, es como si el 10 % de las células que tienes corresponden solamente a células humanas y el 90 % restante a células bacterianas, es decir, estamos colonizados por bacterias.

Estas bacterias no están en todo el cuerpo, ni rondando por el torrente sanguíneo, sino que están ubicadas en lugares estratégicos. Si somos como el suelo, significa que, así como una planta depende de los microorganismos para crecer y sobrevivir, nosotros también somos superorganismos y dependemos de otros microorganismos para sobrevivir y desarrollar otras funciones necesarias para tener salud óptima y vital.

En tal sentido, este microbioma, que es como se conoce a esa comunidad de microorganismos, que antes se conocía como flora intestinal, tiene un poder impresionante en tu cuerpo. Este ecosistema, conformado por una colección de microbios, bacterias, protozoarios, virus y hongos, convive contigo y ha crecido junto a ti desde que naciste.

Los ojos, la nariz, las orejas, la boca y la piel poseen una línea de batalla conformada por bacterias que cumplen diferentes funciones.

Aunque el tubo digestivo se encuentra dentro del cuerpo, en realidad es una cavidad que está en contacto con el exterior, por lo que debemos considerar que en esa región viven microorganismos, cuya mayoría residen en el intestino grueso. Estos son microorganismos que solamente se pueden ver con un microscopio, pues no son visibles al ojo humano. Dijimos que en total son más de cien billones de bacterias, lo que representa en peso, aproximadamente, entre 2,5 y 3 kg.

Quizá te estarás preguntando: ¿para qué me sirven todas esas bacterias? En realidad, ellas impactan en cada órgano y en muchas de las funciones que estamos realizando día a día. Las bacterias tienen la capacidad de activar genes que nos causan salud o enfermedad, lo cual depende de los alimentos que les estamos dando.

En los años 80, se llevó a cabo el proyecto del genoma humano que buscaba obtener un mapeo completo de todos los genes que tenemos para poder identificar las funciones que realizan. Especialmente, se quería entender cómo se podían encontrar formas de atacar enfermedades, identificándolas a través de este mapeo de genes. El proyecto finalizó en el año 2003 y la conclusión, a grandes rasgos, fue que el 99.9 % de los genes entre los humanos son idénticos. En tal sentido, se resolvió que realmente no son los genes los que determinan que nos enfermemos por alguna predisposición genética que tengamos de nuestros ancestros, sino que hay algo más.

Por los años 1600, el científico Zacharias Janssen descubrió el microscopio y se dio cuenta de que existen microorganismos. Sin embargo, no se trabajó en ese análisis en aquella época, porque cuando se extraían los microorganismos que estaban dentro del cuerpo, estos no eran resistentes al oxígeno y no sobrevivían, por lo que no podían evaluarse correctamente. Pero hoy en día, se han emprendido nuevos estudios al respecto. Tenemos el proyecto del microbioma humano que está basado en el supuesto de que, a través de nuestro microbioma, podemos detectar cómo se están comportando nuestras bacterias, qué genes están activándose, qué genes están apagándose y otra información de interés.

Lo más importante del microbioma humano es que es como la huella digital, es decir, que es único. No hay un solo microbioma en el mundo que se parezca al tuyo. Somos seres bioindividuales: los comportamientos, el contexto en el que crecimos y vivimos, cómo nos educaron, qué comimos o qué estamos haciendo hoy son aspectos totalmente distintos para cada uno de nosotros. No todos nos comportamos igual, pero este microbioma tiene una facultad muy especial: conservar o retornar la salud, o bien, generar una enfermedad.

Ahora bien, ¿cómo se creó ese microbioma? Este se ha venido formando a lo largo de nuestra vida. Tiene mucho que ver con la forma en que naciste, si fue por parto natural o por cesárea, porque, cuando es un nacimiento natural, el primer contacto que tenemos como bebés es a través del tracto vaginal de nuestra madre, y en ese consumo de bacterias se absorbe la primera parte de nuestro microbioma.

Otra parte muy importante es que, a través de la leche materna, también se forma parte del microbioma, porque allí hay una carga de prebióticos para las bacterias, como los oligosacáridos, que sirven exclusivamente como alimento de este primer ecosistema en formación. También, a través de la leche materna, vamos adquiriendo ciertos anticuerpos que forman nuestro sistema inmune.

Luego, a lo largo de nuestra vida, vamos desarrollando este ecosistema, haciéndolo mucho más diverso. Entre más especies haya de este microbioma, mejor, porque se traduce en mayor salud. Sin embargo, hemos ido disminuyendo la riqueza de este microbioma a lo largo de nuestra vida, por el estilo de vida que llevamos y, por supuesto, por el uso indiscriminado de geles antibacteriales o determinados medicamentos, especialmente los antibióticos. Con respecto a este último tipo de sustancias, si desglosas esta palabra, la connotación es anti-biótico: anti-vida, lo cual es totalmente contrario de lo que está formado en tu interior. Tus microorganismos son en realidad *pro-vida*.

Anteriormente, vimos cómo se llevaba a cabo el proceso de digestión. Pudimos conocer que incluye un proceso de absorción de nutrientes en el intestino delgado. No obstante, si pensamos que seguido de este solo tenemos el tubo de desperdicio en el intestino grueso, debemos saber que, en realidad, es ahí donde se encuentra la casa de las bacterias que actúan como pequeñas aspiradoras de lo que ya no se pudo absorber en el intestino delgado, y nos ayudan a digerir la comida extra que ya no pudimos digerir nosotros, ya que se alimentan de la fibra soluble e insoluble, como mencionamos antes.

Por ejemplo, cuando te comes un brócoli, una col rizada o cualquier alimento que contenga fibra, queda una parte de la cual ya no podemos absorber más nutrientes y de ella se encargan las bacterias del intestino grueso, ese es su alimento. Al absorber nuevos nutrientes, se crean moléculas o subproductos que nos regresan otros bloques esenciales que necesitamos para sobrevivir. Esa parte que queda luego de la selección de las heces fecales que se expulsarán de nuestro organismo es la que estas bacterias empiezan a digerir para regresarnos estos bloques esenciales. El proceso consiste en la fermentación de esta fibra no digerible.

Los seres humanos no producimos los gases, sino las bacterias, producto de la fermentación de lo que comemos. Cuando hay fibra, la producción de gases es mínima. Cuando hay productos sin fibra o procesados, la dinámica cambia. Por eso, cuando hay presencia de muchos gases y, sobre todo, con mal olor, se puede suponer que existe una mala alimentación, además de indicar que la población de microorganismos no es la adecuada y, por lo tanto, la salud está en riesgo.

Asimismo, las bacterias apoyan al sistema inmunitario, ya que ayudan a regular ciertas hormonas y permiten que nuestro cuerpo se mantenga estable.

De igual forma, vale la pena destacar el papel en conjunto que llevan a cabo las bacterias y las células. Las bacterias sirven como guardianes para mantenernos a salvo, produciendo subproductos o bloques esenciales, vitamina B_{12} y vitamina K.

Debemos saber que las bacterias son solo bacterias, es decir, no pueden clasificarse como buenas o malas. Simplemente, si tú le das lo que requieren, te van a regresar salud. Si, por el contrario, las alimentas mal, empieza a desarrollarse un ecosistema de bacterias que provocan disbiosis, que significa que los microorganismos que tienen un sobrecrecimiento no son los saludables y eso no es compatible con un cuerpo sano.

Los ácidos grasos de cadena corta producidos por las bacterias, aparte de ayudar a pelear contra estos patógenos, también construyen una barrera que se llama mucosa intestinal, la cual mantiene los elementos dentro del sistema digestivo, evitando que otras partículas vayan al torrente sanguíneo, donde no deben estar. Esta mucosa intestinal es muy importante, porque también produce aminoácidos, tales como la arginina y la glutamina, que evitan el desgaste muscular. Estos ácidos grasos de cadena corta también reducen la inflamación en todo el cuerpo, mejoran la absorción de nutrientes, nos ayudan a regular el apetito, reducen el riesgo de enfermedades cardiovasculares, enfermedades metabólicas, diabetes, obesidad, cáncer, entre otras.

Por otra parte, lo que resulta más sorprendente es que las bacterias son responsables de nuestro estado anímico. Son las encargadas de producir una gran parte de la serotonina, que es un tipo de neurotransmisor muy relacionado con el control de las emociones y el estado de ánimo, que se hace presente, en especial, cuando estamos alegres, activos y llenos de energía. Así que la producción de serotonina no solamente se da en el cerebro, sino también en el intestino grueso.

Y, por si fuera poco, nuestras bacterias también producen enzimas tan necesarias para triturar la comida y todos estos alimentos que estamos consumiendo de manera recurrente. Es así como intervienen en el proceso completo de la digestión, donde comienza todo. Como puedes ver, nuestras bacterias forman parte de todo el círculo virtuoso de la nutrición.

Sé inteligente: piensa con tu intestino

A nosotros nos encanta pensar en este microbioma que tenemos cuando estamos consumiendo ciertos alimentos. Por ello, te invitamos a hacer lo mismo. No es lo mismo comer para llenar el estómago, que comer y elegir alimentos de forma consciente que sabes que te van a generar salud. Si cuidas a tus bacterias, ellas te van a cuidar y te van a regresar ese cuidado en bienestar. Si no las cuidas, te van a regresar enfermedades.

El microbioma solo puede estar en dos estados: en simbiosis o disbiosis. Simbiosis se refiere a un estado de equilibrio bacteriano, con mucha riqueza y diversidad. Disbiosis se refiere a la presencia de un desequilibrio, es decir, que algo está sucediendo y no permite la existencia, la cantidad y diversidad en el intestino de las bacterias que necesitas, por lo que se produce la proliferación de especies que generan daños. Este desequilibrio suele presentarse cuando estamos consumiendo muchos alimentos procesados, altos en grasas trans, azúcar, colorantes, conservadores, potenciadores del sabor, emulsificantes y, a la vez, no estamos consumiendo suficiente fibra.

Cuando emprendemos un cambio de hábitos, especialmente en cuanto a la alimentación, nos empezamos a dar cuenta de cómo los síntomas van cambiando, cómo los malestares van disminuyendo y cómo mejoran ciertas enfermedades e, incluso, se revierten.

Para evitar caer en disbiosis, tenemos que empezar también a limitar el uso de los medicamentos antiácidos, antidepresivos, antihistamínicos, los antiinflamatorios no esteroideos, tales como el ibuprofeno, ketoprofeno, diclofenaco, ketorolaco y muchos más, así como reducir el uso de antibióticos y optar por consumirlos única y exclusivamente cuando sean recetados por un doctor para cumplir un fin y en un plazo determinado.

Asimismo, procura alimentarte con productos orgánicos en la medida de lo posible. Trata de adquirir alimentos libres de hormonas, pesticidas y herbicidas, ya que estas sustancias tienen la capacidad de afectar tu microbioma. Consume productos locales, preferiblemente provenientes de pequeños productores de tu comunidad.

Por otra parte, evita los edulcorantes artificiales para reemplazar el sabor dulce de tus comidas. Estos productos tienen un impacto impresionante en tu microbioma, afectando a tus bacterias y evitando que puedan realizar las funciones que necesitan llevar a cabo para generar bienestar.

También, incrementa la ingesta de fibra, es decir, incluye suficientes prebióticos. El 50 % de los componentes de tu plato tiene que provenir de fuentes de fibra. Para ello, incorpora una variedad de verduras preparadas de diferentes formas, incorporando grasas saludables, sin dejar de considerar los granos enteros como opciones. No olvides comer alimentos fermentados, como el kéfir, chucrut y pepinillos, los cuales actúan como probióticos y contienen cierta carga de bacterias que tu cuerpo necesita.

Por otra parte, si vas a consumir fruta, te sugerimos que sean frutos rojos. Como puedes ver, el microbioma es tan importante que puede ser promotor de salud o de enfermedad. Es importante que lo cuides, ya que es un gran regulador de la inflamación celular.

No debes olvidar que el sistema inmunitario y el microbioma trabajan de la mano para cuidar de ti, y que, si la mayor parte de tu microbioma vive en los intestinos, el 80 % del sistema inmune reside también ahí. El microbioma está fortaleciendo constantemente al sistema inmune, ambos se desarrollan juntos a lo largo de la vida. De igual forma, cuando hay señales de alerta en el sistema inmune, puede reaccionar también el microbioma. La mejor forma de participar en este proceso de cuidado es dándole a tu cuerpo una alimentación inteligente.

El metabolismo: el secreto detrás de la salud óptima

Todos escuchamos conversaciones sobre el metabolismo solo para referirse a él, usando expresiones como «Tienes el metabolismo lento, para acelerarlo tienes que comer seis veces al día», «Quiero comer de todo y no engordar: cuánto daría por tener un metabolismo rápido». Lo cierto es que el metabolismo no se encuentra relacionado únicamente con el peso corporal.

La salud metabólica se refiere a la capacidad que tiene nuestro cuerpo para procesar los alimentos de manera eficiente y utilizar la energía que obtenemos de ellos para realizar las funciones necesarias para mantenernos saludables.

A través de estudios médicos, se suele validar la salud metabólica considerando los valores de las siguiente cinco variables, sin estar recibiendo tratamiento farmacológico alguno: glicemia en ayunas, triglicéridos, colesterol HDL, presión arterial y circunferencia de la cintura.

El síndrome metabólico se define como un conjunto de trastornos que se presentan al mismo tiempo y que tienen el potencial de aumentar el riesgo de padecer enfermedades cardíacas, accidentes cerebrovasculares y diabetes tipo 2. Estos trastornos incluyen aumento de la presión arterial, altos niveles de glucosa en sangre relacionados a la resistencia a la insulina, exceso de grasa corporal alrededor del área de la cintura y valores altos de triglicéridos y bajos de colesterol HDL.

Se considera que cerca del 93 % de la población en Estados Unidos no es saludable metabólicamente. Esto quiere decir que una gran parte de la población no es metabólicamente saludable y lo peor es que es altamente probable que no lo sepan. Cada vez son más frecuentes los casos de personas diagnosticadas con síndrome metabólico, sin embargo, se trata de una condición que puede enfrentarse con cambios de estilo de vida, a los fines de retrasar o, incluso, evitar la aparición de problemas de salud crónicos.

Los problemas metabólicos no suceden de la noche a la mañana, sino que se van desarrollando con el tiempo por la toma de malas decisiones. Inicialmente, el cuerpo puede tolerar la situación. Sin embargo, muchas personas llevan una mala alimentación y se justifican con el ejercicio físico, creyendo que eso es suficiente, pero, con el tiempo, el cuerpo desarrolla problemas de salud.

Incluso, es común escuchar a personas decir que poseen un metabolismo maravilloso puesto que comen de todo y jamás suben de peso. Pero te aseguramos que, después de un tiempo de repetir esa mala dinámica, habrá consecuencias nocivas, incluso sin haber aumentado de peso.

Este fenómeno tiene una estrecha relación con el conjunto de malos hábitos, como la falta de actividad física, las malas costumbres alimentarias, la carencia de un sueño reparador, el descuido del microbioma y el estrés. Es importante saber que el síndrome metabólico no se vincula exclusivamente con el sobrepeso o la obesidad, porque también existen personas a las que llamamos médicamente como TOFI, por sus siglas en inglés (*Thin on the Outside, Fat on the Inside*), es decir, flacos por fuera y obesos por dentro, que también desarrollan el problema metabólico.

Asimismo, esta condición se encuentra relacionada con una afección conocida como resistencia a la insulina. Para explicarlo en términos sencillos, podemos decir que, normalmente, el sistema digestivo descompone los alimentos que ingerimos en diferentes sustancias utilizables; por ejemplo, el consumo de carbohidratos en el cuerpo se utiliza en forma de glucosa. En ese proceso, el páncreas secreta una hormona llamada insulina, que permite el ingreso de glucosa a las células, para que sea empleada como combustible que da energía.

En una dinámica de una vida saludable existe sensibilidad a la insulina, porque las células tienen espacio para recibir las moléculas de glucosa que han llegado como un cargamento nuevo en los alimentos.

El fenómeno de resistencia a la insulina se va desarrollando con años de malas decisiones desde la infancia, poco a poco. El problema es que no se siente y no se ve, lo que lo hace terriblemente peligroso. Si esto no se detiene, después se puede convertir en diabetes tipo 2.

Cuando hay un ingreso excesivo y constante de carbohidratos, el cuerpo inicialmente responde liberando una gran cantidad de insulina, mientras las células tengan espacio para aceptar a la glucosa. No obstante, después de un tiempo, las células no tienen más capacidad para recibir más glucosa. Entonces se resisten a la insulina y, por lo tanto, a la entrada de la glucosa, lo que genera que los niveles de glucemia aumenten, incluso cuando el cuerpo produce más insulina para intentar disminuirla.

Esta dinámica de malos hábitos de vida no solo afecta los niveles de glucosa en sangre, sino que empieza a causar problemas en otros órganos y sistemas. Un ejemplo de esto es que a las personas que se les diagnostica diabetes tipo 2 se les suele hacer también el diagnóstico de hipertensión arterial.

Es importante considerar que el consumo de azúcar genera elevación de la presión arterial mucho más que la sal. De hecho, el consumo de sal en una alimentación saludable no genera el problema. A lo que debes poner atención es a las altas cantidades de sal refinada que la industria alimentaria incorpora en sus productos, junto con las altas cantidades de azúcar. El azúcar también genera acumulación de grasa en el hígado (hígado graso), resistencia a la insulina y aumento de la cifra de presión arterial diastólica (el segundo número que obtienes en la medición). Cuando una persona deja de consumir azúcar, puede experimentar una reducción rápida de ambas cifras de presión: sistólica y diastólica.

A los fines de prevenir el síndrome metabólico, debes considerar la incorporación de hábitos saludables en tu vida. Para ello, es recomendable:

- Realizar una actividad física al menos durante treinta minutos a diario, siempre que sea posible. Un estilo de vida sedentario puede provocar aumento de la presión arterial, de azúcar en la sangre y del colesterol, tres factores de riesgo principales en la disfunción metabólica.
- Mantener un peso saludable, en donde predomine el porcentaje saludable de masa muscular más que el de grasa.
- Llevar una alimentación saludable en la que prevalezcan los alimentos frescos y naturales, a la par de la desincorporación de productos procesados.

- Dejar de fumar cigarrillos y consumir bebidas alcohólicas y sustancias estupefacientes.
- Gestionar el estrés a través de herramientas que se encuentren acorde con tus gustos. Siempre es útil practicar la meditación o el yoga, desarrollar algún arte o deporte, participar en actividades de tu comunidad, tener contacto con la naturaleza, leer un libro, escuchar música o darte un masaje.
- Cultivar relaciones interpersonales saludables, que también hacen parte de tu bienestar.
- Procurar tener jornadas de sueño reparador cada noche.
- Mantenerse hidratado. Tomar suficiente agua durante el día para mantener el adecuado funcionamiento del cuerpo.
- Vigilar los marcadores médicos, procurando mantenerlos en límites normales junto con un contexto de vida saludable. Para ello, revisa el anexo que se encuentra al final de este capítulo.

La salud comienza en tu laboratorio de salud: la cocina

En nuestras prácticas profesionales, hemos sido testigos de los efectos que una alimentación poco saludable puede tener sobre la salud de una persona. No solo aumenta el riesgo de desarrollar enfermedades crónicas como obesidad, diabetes, hipertensión arterial, cáncer, entre otras, sino que también puede afectar el estado de ánimo y el bienestar general.

Aunque a lo largo de este libro, de manera reiterada, te estaremos invitando a cuidar tu alimentación, es imperativo que sepas la importancia que tiene el hecho de alimentarse sanamente. La comida no solo es una fuente de energía para nuestro cuerpo, también es una forma de nutrirlo y mantenerlo saludable.

En primer lugar, debes entender que una alimentación inteligente y saludable no significa seguir una dieta estricta, aburrida y limitada. Al contrario, una alimentación inteligente puede resultar muy variada y deliciosa si sabes elegir los alimentos adecuados. Solo basta con incluir en tu alimentación diaria una variedad de alimentos frescos y naturales, como vegetales y verduras, frutos rojos, proteínas magras, granos enteros y grasas saludables.

Lo más importante es que la salud tiene que ver que lo que comes, pero también con lo que dejas de comer. Así que debes evitar los alimentos procesados y ricos en grasas trans y azúcares añadidos, ya que estos pueden tener un impacto negativo en tu salud a largo plazo.

Asimismo, la alimentación inteligente no se trata solo de lo que comemos, sino también de cómo lo preparamos. Cocinar en casa nos permite tener un mayor control sobre los ingredientes, su calidad y la preparación de lo que consumimos, lo que puede contribuir a una alimentación más saludable.

Regresa a las costumbres ancestrales de cocinar en casa los alimentos que se consumen, aprende a hacer tus compras y conviértete en un ejemplo para tus hijos, invitándolos a cocinar juntos siempre que puedas, para que se sientan más animados a probar alimentos nuevos si han participado en su elaboración. Aprovecha estos momentos para agregar ingredientes de distintos colores, sabores y texturas, así como atreverte a probar nuevos vegetales que no acostumbres a consumir solo por no saber cómo se deben preparar. ¡Busca recetas nuevas!

Si tienes hambre, es correcto comer hasta saciarte, pero haciéndolo con alimentos inteligentes que nutran a cada parte de tu cuerpo y te ayuden a no tener hambre entre comidas.

Una alimentación inteligente es fundamental para mantener una buena salud. Comienza a amar tu cocina y a elegir alimentos frescos y naturales que nutran tu cuerpo de verdad, para ayudarle a mantenerse saludable a largo plazo. Uno de los ingredientes más importantes que siempre debes promover en tu cocina se llama *autocuidado*.

ANEXO
LO QUE NO SE MIDE SE DESCONOCE

Existen numerosas reacciones bioquímicas en el cuerpo, por lo que todo depende de qué queramos ver para solicitar un determinado estudio de laboratorio o gabinete.

Por eso no existen unos exámenes de laboratorio únicos y generales para revisar la salud completa de una persona. Lo adecuado es solicitar estudios enfocados para analizar una problemática determinada.

Por ejemplo, si se sospecha de un problema en la tiroides, entonces se deben solicitar estudios de perfil tiroideo, los cuales están orientados a analizar bioquímicamente lo que sucede con esta glándula. Si sospechamos de una anemia, entonces debemos revisar cómo están las células rojas solicitando una biometría hemática.

En tal sentido, si lo que deseamos revisar es el comportamiento metabólico de la glucosa en una persona que ante su historia clínica tiene malos hábitos alimenticios, entre otras cosas que nos generan altas sospechas, analizaremos las cifras de glucosa, insulina y otros parámetros que nos permitan observar correctamente este problema.

El adecuado análisis de los estudios de laboratorio no se hace únicamente midiendo la variable numérica que propone el laboratorio. El conocimiento y experiencia del médico permite que tales valores sean analizados dentro del contexto de vida de esa persona. Aunque todos somos iguales por diseño, todos tomamos diferentes decisiones y nos encontramos en diferentes etapas de la vida, por lo que los estudios se analizan dentro del marco de vida de cada persona.

Suele suceder que las personas acuden al médico porque no se sienten bien, pero como en los valores del laboratorio no se encuentra ningún problema aparente y el médico no investiga más, entonces parecería que la persona exagera o inventa su situación. La realidad es que si existen síntomas, existen problemas. Si alguien no se siente bien, eso no es fruto de su imaginación, no significa que necesita tomar un antidepresivo e irse tranquilo a casa, sino que el cuerpo se está expresando y es necesario indagar.

También, es frecuente que algunos médicos dejen escapar algunos diagnósticos por un mal análisis. Por ejemplo, algunos profesionales de la salud consideran que con solo medir la molécula de glucosa basta para hacer un diagnóstico de diabetes y la realidad es otra.

Así que no se trata solo de ordenar los laboratorios correctos, sino de hacer la interpretación adecuada que pueda dirigir la solución, pues al analizar un estudio de laboratorio, en realidad, estamos abriendo una ventana que nos permite ver bioquímicamente dentro del cuerpo.

A continuación, te presentamos los exámenes de laboratorio que recomendamos a quienes participan en nuestros programas para entender su salud metabólica.

Glucosa en ayuno, Insulina en ayuno, Hemoglobina Glucosilada, Resistencia a la Insulina (HOMA), Enzimas Hepáticas, Ácido Úrico, Perfil de Lípidos completo, Péptido C, Proteína C Reactiva, Examen General de Orina.

Existen otros estudios con los que podemos seguir analizando a profundidad si llegara a quedar alguna duda, por ejemplo, una Curva de Tolerancia a la Glucosa e Insulina, Ultrasonido de Hígado y Vías Biliares, Homocisteína, Apolipoproteína A y B y otros que se solicitan conforme sea necesario.

CAPÍTULO 3

EL PODER OCULTO DE LA ALIMENTACIÓN INTELIGENTE

«La alimentación es vida, y la vida no debe separarse de la naturaleza».

—Masanobu Fukuoka

Imagina que tienes el poder de transformarte física y mentalmente en tu mejor versión. ¿Cómo crees que te sentirías si lo lograras? Hemos de decirte que, en efecto, tienes la capacidad de moldear tu salud, tu energía y tu bienestar general con tan solo combinar los alimentos adecuadamente en tu plato, a fin de obtener todos los nutrientes que tu cuerpo necesita.

Pero antes de descubrir los secretos que yacen en cada bocado que ingieres, es importante que conozcas qué son y qué no son los nutrientes.

Según la Organización Mundial de la Salud, los nutrientes son sustancias químicas contenidas en los alimentos que se necesitan para el funcionamiento normal del organismo. Los nutrientes se clasifican en dos grandes grupos: macronutrientes y micronutrientes.

A la vez, estos pueden ser esenciales y no esenciales. Los nutrientes esenciales son aquellos que necesitamos adquirir a través de la alimentación, porque nuestro cuerpo no puede sintetizarlos por sí mismo, pero los requiere para llevar a cabo determinadas funciones vitales. Los nutrientes no esenciales los necesita el cuerpo, pero la diferencia radica en que pueden ser producidos por el organismo a través de otros componentes, sin necesidad de que los consumas.

Nuestro cuerpo, en su diseño, necesita agua, así como determinados macronutrientes. La fibra también se considera un macronutriente esencial que no nos alimenta a nosotros, pero sí al microbioma que convive con nosotros en nuestro intestino grueso y de cuya buena convivencia también depende nuestra salud. Esta fibra soluble e insoluble se encuentra en todos los alimentos reales. Por otro lado, existe un macronutriente no esencial para el organismo que, aunque nos hayan hecho pensar lo contrario, podrás derribar todas esas creencias a medida que avances en la lectura de este capítulo.

En tal sentido, aquí nos enfocaremos en explicar la importancia de los nutrientes, identificando cuáles de ellos son esenciales y cuáles no. ¡No te preocupes!, no te abrumaremos con términos científicos complejos. En cambio, te llevaremos de la mano en un viaje de descubrimiento que te mostrará cómo los componentes de los alimentos pueden cambiar tu vida de manera que nunca habías imaginado.

Macronutrientes: pilares de tu energía y vitalidad

Los macronutrientes son los bloques de construcción de nuestro organismo y su selección constituye la clave para abrir las puertas de la transformación hacia una vida saludable. Abarcaremos el análisis de tres grupos: proteínas, grasas y carbohidratos. A continuación, conocerás cada uno de ellos y de dónde los puedes obtener de manera segura para tu salud.

Las proteínas: bloques de vida

Imagina a las proteínas como un bloque formado por veinte piezas de lego y que cada pieza es una molécula que recibe el nombre de aminoácido. Cuando consumimos proteínas, nuestro cuerpo desdobla los aminoácidos que contienen, los cuales nos ayudan a formar estructuras y funciones importantes en el cuerpo, de hecho, así es como están formados nuestros genes.

Cuando comes una proteína, durante la masticación persigues el objetivo de convertir una pieza grande en porciones más pequeñas para que puedan utilizarse a conveniencia del cuerpo. Al ingresar al sistema digestivo los trozos de proteína masticada, el ácido gástrico y las enzimas digestivas digieren este macronutriente para convertirlo en partes más pequeñas todavía, que son los aminoácidos, que luego son utilizados dentro de tu cuerpo para cumplir diferentes funciones, incluso, unirse entre sí para formar nuevas proteínas.

Nuestro cuerpo utiliza las veinte piezas de lego o aminoácidos para crear una multitud de funciones. Nueve de estos aminoácidos son esenciales, es decir, tienes que consumirlos a través de la alimentación para obtenerlos. Los aminoácidos esenciales son histidina, isoleucina, leucina, lisina, metionina, fenilalanina, treonina, triptófano y valina.

Los once restantes pueden ser sintetizados en nuestro cuerpo, por lo que se consideran no esenciales, es decir, podrías no comerlos y tu cuerpo se encargaría de producirlos. Estos son alanina, arginina, asparagina, ácido aspártico, cisteína, ácido glutámico, glutamina, glicina, prolina, serina y tirosina.

Tal como en un juego de legos, la unión de los aminoácidos determinará la estructura y función que va a ejercer en el cuerpo.

En términos generales, podemos considerar que los aminoácidos son:

- Enzimas digestivas que nos ayudan a digerir alimentos.
- Enzimas de síntesis de ADN (ácido desoxirribonucleico) que conforman el material genético.
- Mensajeros que transmiten señales que ayudan a regular procesos biológicos.
- Elementos formadores de los anticuerpos que nos defienden contra ataques externos.
- Unidades de transporte, ya que son como una especie de *taxi* que lleva diversas moléculas a otras partes del cuerpo.
- Formadores de estructura y soporte celular, que permiten la reconstrucción del músculo esquelético.

Gracias al funcionamiento de los aminoácidos, muchas partes de nuestro cuerpo están conformadas por proteínas: las uñas, el cabello, la piel, los músculos, los órganos y tejidos, razón por la cual necesitamos consumir proteínas de muy buena calidad. Existen dos fuentes fundamentales a partir de las cuales podemos obtener la proteína de los alimentos:

1. Fuente vegetal
2. Fuente animal

Ambas fuentes contienen proteínas, pero hay diferencias importantes en cuanto a la cantidad en gramos que este macronutriente provee y el aporte completo o incompleto de aminoácidos. Además, las proteínas vegetales aportan proteínas y otros nutrientes como carbohidratos.

La selección del tipo de proteína que decidas consumir va a responder a tus gustos personales, temas religiosos, respeto al maltrato animal, dificultad para digerir cierto tipo de proteína, apoyo a las acciones que van en contra de la contaminación ambiental, entre otros factores. Lo importante es que, aunque la razón que tengas es personal y respetable, debes contar con argumentos sólidos para decidir lo que más te conviene.

Proteínas de origen vegetal

La mayoría de los vegetales no son fuentes ricas de proteína en comparación con las fuentes de proteína de origen animal, sin embargo, la cantidad en gramos de proteína varía dependiendo del tipo de vegetal.

Las proteínas de origen vegetal tienen una cadena de aminoácidos completa pero deficiente en la cantidad de aminoácidos necesarios, por lo que se necesita suplir esta diferencia consumiendo más alimentos que contengan proteínas. Por esta razón, a las proteínas vegetales también se les conoce como proteínas incompletas.

Para crear músculo y preservar su función, nuestro cuerpo necesita de varios aminoácidos, algunos de mucha importancia, que ayudan a tener estructura muscular; son la metionina, isoleucina, valina, lisina y leucina que, aunque también los contienen los productos vegetales, en realidad están en cantidades muy reducidas, por lo que siempre sugerimos a aquellas personas que deciden no comer proteínas de origen animal, suplementar dichos aminoácidos esenciales.

Para decidir de forma inteligente de dónde obtener la proteína de origen vegetal que tu cuerpo necesita, requieres conocer cuántos gramos de este macronutriente aportan cada 100 gramos del alimento de este tipo que consumas. Algunos ejemplos son:

Alimento (Por cada 100 gramos)	Gramos de proteínas obtenidas
Brócoli	2.8
Coliflor	1.9
Espinacas	3
Guisantes o chícharos	5
Lentejas	9
Garbanzos	8.9
Tofu	8
Frijoles negros	8.8
Arroz blanco	2
Arroz integral	3
Quinua	4.4
Soya	10
Semilla de girasol	22
Levadura nutricional	50
Alga espirulina	57
Almendras	20
Crema de almendras	20
Avena	11

Para asegurarse de obtener la suficiente proteína que se requiere, a partir de esta fuente, se deben variar los alimentos y consumir altas dosis para suplir las necesidades proteicas vitales en el cuerpo. No obstante, si se consumen grandes cantidades de este tipo de productos, se debe considerar que, si el consumo de proteína es únicamente vegetal, al ingresarlos también se aportarán carbohidratos, y esto podría repercutir en las cifras de glucosa, situación que tendría que valorarse, especialmente, si se padece de problemas metabólicos como diabetes. Ante un descontrol glucémico, esta dinámica podría ocasionar mayores problemas de salud.

No obstante, es importante destacar que los vegetales son una fuente fabulosa de nutrientes que aportan vitaminas, minerales, fibra y antioxidantes.

Proteínas de origen animal

El grupo de proteínas animales, por lo general, contiene mayor cantidad de proteínas que su contraparte vegetal y, además, contiene todas las cadenas de aminoácidos que el cuerpo necesita, así como las cantidades correctas. Por esta razón, a las proteínas animales también se les conoce como proteínas completas. También, son fuente de grasa saludable, vitaminas como betacaroteno —que el cuerpo transforma en vitamina A—, luteína, minerales como sodio, potasio, zinc, magnesio, selenio, hierro, entre otros.

Es fundamental consumir productos de origen animal de buena calidad, por eso te sugerimos que busques proteínas orgánicas y/o de libre pastoreo. Esto indica que son productos que provienen de animales que han tenido un trato humano, han sido alimentados con productos orgánicos y que han estado pastando, por lo que tienen una vida mucho más saludable y digna.

En el caso de la proteína de origen animal, también habrá una variación de la cantidad de proteína que contiene, de acuerdo con el tipo de alimento. Así que debes conocer cuántos gramos de proteína aportan 100 gramos de determinado alimento de origen animal, para evaluar si estás cumpliendo con tu requerimiento diario. Te dejamos a continuación una lista que puede servirte de guía para tales fines:

Alimento (Por cada 100 gramos)	Gramos de proteínas obtenidas
Carne de res	36
Pollo	28
Cordero	32
Atún	25
Salmón	22
Sardina	25
Cerdo	26
Tocino de cerdo	15
Queso	20
Chapulines	22
Camarones	24
Pulpo	20
Leche (100 ml)	3.2
Un huevo entero (aproximadamente 50 g)*	6

No caigas en el error de comer solo las claras.

No obstante, puedes encontrar información sobre la cantidad de proteína de tus alimentos en las etiquetas nutricionales de tales productos.

¿Cuánta proteína debo consumir?

Tal como en el juego del lego, no quieres que te falten piezas, pero tampoco quieres tener de más. Carecer de algunas piezas puede significar no lograr el objetivo de formar una figura determinada y tener de más podría ser un problema, porque tendrías que determinar qué hacer con el exceso de piezas.

En tu cuerpo ocurre lo mismo. Necesitas una determinada cantidad de aminoácidos para que se cumplan ciertas funciones, pero un exceso de ellos no necesariamente se traduce en mayores beneficios, ya que el excedente primero se convierte en glucosa y luego en grasa que se acumula en el cuerpo, debido a que nuestro organismo tiene mecanismos de sobrevivencia, por lo que guardará los excesos.

La cantidad diaria de proteína que debes consumir se puede calcular a partir de tu peso en kilogramos. Así que el requerimiento mínimo de proteína al día es de 0.8 gramos por cada kilo de peso. Es importante destacar que este valor se trata de un mínimo, pero no quiere decir que sea el óptimo.

A partir de los treinta años y conforme avanza la vida, vamos perdiendo masa muscular, por lo que resulta imprescindible ir supliendo las necesidades conforme a diversos factores como sexo, edad, peso, actividad física, etcétera.

En la sexta década de la vida, es común que la pérdida muscular se acelere y que el sedentarismo sea frecuente, así como la manifestación de enfermedades metabólicas como diabetes, hipertensión, entre otras. En estos casos, los requerimientos de proteína van en el orden de 1.5 a 2 gramos por kilo en un día, a menos que tengas algún problema de salud por el que tu médico tratante te sugiera reducir esa cantidad, en cuyo caso debes atender a sus recomendaciones. Ten en cuenta que estos requerimientos van a cambiar una vez que logres tus objetivos, por lo que, cuando alcances tus metas, te sugerimos ajustar la cantidad de 1 a 1.5 gramos de proteína por cada kilo de peso, a diario.

Veamos un ejemplo práctico para comprender mejor la forma de realizar los cálculos:

Lo primero que debes saber es que el cálculo se realiza en función de tu peso ideal y no el real. Ejemplo, si una persona de 60 años pesa 100 kilos, pero idealmente debería pesar 70 kilos, el cálculo se hace considerando los 70 kilos de peso.

70 kilos x 2 gramos de proteína = 140 gramos al día

Otro ejemplo para una persona de 40 años que no ha perdido masa muscular y que solo desea preservarla, el consumo de proteína debería rondar entre 1 y 1.5 gramos por cada kilo de peso. Si esta persona pesa 67 kilos, el consumo sería:

67 kilos x 1.5 gramos de proteína = 100.5 gramos al día

Esa cantidad total de proteína se deberá repartir en el consumo de todo el día.

Sea que consumas proteínas de origen vegetal, animal o ambas, debes sumar la cantidad de este macronutriente aportado por cada uno de los alimentos que consumes durante el día para determinar tu ingesta total.

Te sugerimos no buscar la perfección en las cantidades, puesto que es complejo, pero hacer tus números te ayudará a tener una respuesta óptima; si te encuentras por debajo de tu requerimiento diario, considera suplir la cantidad faltante. Asimismo, revisa que tampoco tengas un exceso, por las razones antes expuestas.

Debes tener en cuenta que cubrir los requerimientos diarios de proteína con productos no cárnicos requiere mucha planeación y esfuerzo. Si una persona quiere suplir sus requerimientos de proteína únicamente con alimentos vegetales y suele manejar de manera prioritaria dentro de sus opciones la quinua, para obtener treinta gramos de proteína de esta será necesario consumir aproximadamente siete tazas de dicho alimento, sin desestimar que también ofrece un importante aporte de carbohidratos. Debido a esto, es necesario incluir una variedad de productos vegetales para cumplir con las metas diarias, sin generar daño por elevaciones de las cifras de glucosa.

En el caso de consumo de proteína animal, también debes saber que 100 gramos de proteína de origen animal no equivalen a 100 gramos totales de proteína, tal como se puede desprender de la tabla mostrada con anterioridad. Solo el 30 % aproximadamente del producto consumido corresponde a la proteína y el resto está conformado por agua, vitaminas, minerales y grasa.

Ahora bien, si deseas hacer los cálculos de una manera mucho más sencilla, aunque menos exacta, procura tomar como referencia el tamaño de la palma de tu mano con el mismo grosor, para saber la cantidad de proteína que deberás consumir en cada plato que tomes al día.

Es imposible dejar de mencionar las famosas proteínas en polvo. Podemos considerar que son una adecuada forma de suplir tus necesidades de forma ocasional. De este tipo de productos puedes encontrar de origen vegetal o animal. Al estar en polvo significa que, siguiendo con nuestra analogía, las piezas de lego están sueltas, por lo que su digestión es más rápida. Sin embargo, debes revisar que la que selecciones contenga los aminoácidos esenciales que te hemos mencionado antes, teniendo en cuenta, además, que el problema fundamental que tienen estas presentaciones es que les suelen añadir colorantes, azúcares, edulcorantes y otros ingredientes que les restan beneficios. Generalmente, la medida de un *scoop* (el utensilio que viene dentro del bote) equivale a 30 gramos de proteína. Si consumes este tipo de productos, debes sumar esta cantidad a tu consumo del día. Aunque es una forma alternativa de alimentarte, la mejor manera siempre será masticando alimentos reales, ya que podría suceder que, al consumirla en polvo, se despierte el hambre en pocas horas.

Es muy importante que evites la carne al carbón o quemada, pues esta presentación se ha venido relacionando con graves daños a la salud, sobre todo cáncer gástrico.

Por último, retira de tu alimentación los embutidos de todo tipo. No hay absolutamente nada bueno que destacar de ellos, aunque las etiquetas indiquen que son una excelente fuente de proteína. Aportan nitritos que forman nitrosaminas y se han asociado con el desarrollo de cáncer.

Las grasas: el eslabón perdido en tu alimentación inteligente

La mayoría de las personas les temen a las grasas. ¿Eres tú una de ellas? Pues prepárate para retar todo lo que creías saber sobre este macronutriente y permítenos mostrarte una realidad llena de beneficios asombrosos. Este importante macronutriente para las funciones de nuestro cuerpo nos da energía, nos mantiene enfocados, creativos y saciados. Es esencial, porque muchas de las funciones hormonales y de nuestros órganos se fundamentan en él.

Hace años se creó un mito que satanizó a las grasas saludables, como explicamos en el primer capítulo, culpándolas de los problemas cardíacos de la población, señalando su responsabilidad en la obstrucción de las arterias y aumento de las cifras de colesterol. Nos hicieron creer que las grasas eran el enemigo y que debíamos retirarlas de nuestra alimentación, lo cual ha traído enormes consecuencias en la salud colectiva, generando mayor incidencia de enfermedades que van año con año hacia el alza. A partir de ese consejo de parte de las dependencias de salud, gobiernos e industria alimentaria, que a todas luces parecía sensato, nos hicieron creer que debíamos retirar las grasas saludables y sustituirlas por el consumo de otras grasas procesadas, azúcares y carbohidratos refinados. Pero no lo dejaron solo a nuestra libre elección; la industria alimenticia, al reducir la grasa saludable en la preparación de sus productos, a los fines de texturizarlos o darles mejor sabor, incrementó la cantidad de azúcar. Este cambio detonó muchas enfermedades que han estado creciendo, como lo hemos explicado antes.

Este asunto de la obstrucción por la grasa tiene lógica en la plomería de la casa, donde si constantemente tiramos aceite por el lavabo de la cocina, eventualmente se formarán tapones que no dejarán fluir el agua. Sin embargo, esa teoría no se aplica a nuestro cuerpo, porque no tenemos tuberías de metal o plástico, nuestro cuerpo es mucho más complejo y maravilloso y necesita grasas saludables para ejercer funciones vitales.

Claro está que es cierto que la grasa acumulada en el cuerpo nos enferma. Lo que resulta falso es aseverar que la grasa que tenemos en el cuerpo se genera a partir de la grasa saludable que comemos.

Hoy, gracias a serias investigaciones científicas, sabemos que los azúcares y carbohidratos refinados son los verdaderos causantes de obesidad, cardiopatías, diabetes, demencia, depresión, cáncer y enfermedades autoinmunes, no las grasas saludables.

Podemos encontrar muchos beneficios en el uso y consumo de las grasas:

- Generan saciedad, ya que tardan mucho más en digerirse, por lo que nos ayudan a mantener un peso equilibrado.
- Potencian el sabor de muchos alimentos.
- Son cofactores en la producción de hormonas, ya que estas necesitan grasa para su generación.
- Recubren los nervios periféricos para que estos funcionen de forma efectiva y puedan absorber las vitaminas.
- No generan disparos importantes de insulina.
- Constituyen una fuente de energía de excelente calidad (aportan nueve calorías por gramo).

- Promueven un aislamiento térmico en el cuerpo que protege contra el frío.
- Funcionan como amortiguadores para proteger a los órganos internos contra golpes y lesiones.
- Ayudan en la absorción de vitaminas liposolubles, como las vitaminas A, E, D y K.
- Son esenciales para dar función y estructura a las células del cuerpo.
- Ayudan a mantener un corazón saludable disminuyendo los niveles de triglicéridos y colesterol malo o LDL y promoviendo el aumento del colesterol bueno o HDL.
- Promueven la salud cerebral.
- Reducen la inflamación corporal.

Sin embargo, estos beneficios pueden obtenerse cuando consumes grasas de buena calidad, ya que existen algunas que generan daños y problemas en el cuerpo.

Hoy en día muchos nutriólogos, investigadores y médicos bien informados, sabemos que comer grasa saludable no engorda, no genera diabetes, no causa infartos, no causa cáncer ni algún otro problema de salud. Pero, lamentablemente, en Internet (Dr. Google) podrás encontrar malos consejos nutricionales sobre la grasa que no son correctos y causan tal desinformación que es capaz de generar enfermedades.

Al respecto, queda claro que cuando comemos grasas, el cuerpo las utiliza en forma de ácidos grasos. Es decir, que cuando las digerimos y absorbemos, no se transportan de esa manera en el torrente sanguíneo, sino que necesitan de vehículos que proveen las proteínas y que tienen el nombre de lipoproteínas. De hecho, dos de estas son las ya conocidas por ti: LDL (lipoproteína de baja densidad) y HDL (lipoproteína de alta densidad).

Las grasas comestibles tienen diferentes presentaciones: líquida, semisólida o sólida. Asimismo, existen diferentes fuentes de grasa y aceites que se clasifican en función de su composición química, en especial, según la cantidad de cadenas de carbono que existen en la molécula, así como sus funciones nutricionales.

En tal sentido, existen grasas de cadena corta y de cadena larga. Estas diferentes estructuras químicas les dan a las grasas diferentes propiedades y beneficios, o todo lo contrario.

De manera concreta, las grasas se dividen en tres tipos: insaturadas (monoinsaturadas, poliinsaturadas), saturadas y trans.

Grasas insaturadas: monoinsaturadas

Son un tipo de grasa insaturada que por su estructura química son muy saludables para el cuerpo.

Las grasas monoinsaturadas nos ayudan a mantener la salud cardiovascular. También, apoyan la función neurológica, porque el cerebro está conformado por grasa en un 70 % y funciona mejor cuando le damos grasas buenas, en especial, de este tipo. Además, las grasas monoinsaturadas nos ayudan a mantener un peso balanceado y niveles favorables de HDL, mientras ayuda a reducir los niveles de LDL.

Este tipo de grasas constituyen la base de la alimentación mediterránea y se ha visto una estrecha relación entre su consumo y una buena salud cardiovascular. Las encontramos en alimentos de origen vegetal como el aceite de oliva, los aguacates, aceitunas, algunos tipos de nueces como almendras, avellanas y pistachos, y algunas semillas como las de auyama o calabaza y ajonjolí. También, en alimentos de origen animal como en la mantequilla, *ghee*, grasa de pollo, de pato, manteca de cerdo y algunos tipos de pescado.

Es importante destacar que algunos tipos de aceites monoinsaturados están generados de una forma que es tóxica para el cuerpo, pues llevan un proceso de refinamiento a altas temperaturas y, además, se les agregan solventes. Son ejemplos de estos tipos de aceite el de canola y otros aceites vegetales. Estas son las grasas monoinsaturadas que no debes consumir.

Grasas insaturadas: poliinsaturadas

Estas son, especialmente, el ácido linoleico (AL) o ácido graso omega 6 y el ácido alfa-linolénico (AAL) o ácido graso omega 3. Estas grasas tienen propiedades antiinflamatorias, lo que resulta especialmente útil cuando estamos viviendo un proceso de inflamación a nivel celular. También, respaldan la salud del corazón y del cerebro. Asimismo, ayudan a reducir síntomas de ansiedad y depresión, y su bondad más resaltante es que nos ayudan a prevenir el cáncer.

Se les conoce como esenciales porque cubren necesidades muy importantes. Las necesitamos consumir, porque, de lo contrario, nos enfermamos.

Es importante destacar que los ácidos grasos omega 6 son considerados como un tipo de grasas que necesita nuestro cuerpo, pero de forma moderada porque son proinflamatorios, ya que pueden aumentar el estrés oxidativo que nuestro cuerpo esté viviendo por procesos naturales. Esto no significa que todos los alimentos que contengan omega 6 sean malos, sino que si uno de estos tipos de ácidos grasos es antiinflamatorio (omega 3) y el otro, en un consumo alto, puede ser proinflamatorio en el cuerpo (omega 6), necesitamos balancear el consumo para que tengan el efecto en el cuerpo que necesitamos.

A tales fines, tendríamos que estar consumiendo una proporción de tres partes de omega 3 por una parte de omega 6 (relación 3:1). Sin embargo, nuestro estilo de vida nos está llevando a consumir mucha grasa omega 6, más o menos en una relación aproximada de 1:20. Esto ocurre por el elevado consumo de aceites vegetales y de comida procesada y empaquetada.

Esta diferencia genera problemas como cáncer, enfermedades inflamatorias, enfermedades autoinmunes, enfermedades cardiovasculares y otras.

Ejemplos de ácidos grasos poliinsaturados son las nueces o frutos secos, semillas de girasol y ajonjolí, semillas de chía, pescados silvestres como trucha, sardina, salmón, huevos provenientes de gallinas de libre pastoreo, carne proveniente de animales de libre pastoreo. Pero también son aceites poliinsaturados el aceite de girasol, linaza, cártamo, palma, canola, que no son nada buenos para tu salud y debes evitarlos a toda costa. Por eso no es lo mismo comer semillas de girasol enteras que el aceite vegetal de girasol, porque lo que genera problemas no es la semilla, sino el proceso de refinamiento que se requiere para extraer el aceite.

Grasas saturadas

Estas grasas están saturadas de hidrógeno. No son tus enemigas, más bien, son beneficiosas para tus hormonas y ayudan a disminuir la inflamación. Además, contienen una carga de vitaminas.

Existen muchos tipos de grasa saturada, como el ácido palmítico, láurico, esteárico, mirístico, etcétera. La encontramos principalmente en el coco, aceite de coco, grasas lácteas y alimentos de origen animal.

Es recomendable combinar el consumo de las grasas saturadas con fibra, a los fines de obtener su mayor beneficio. Así, puedes preparar una ensalada, la cual tiene una carga de carbohidratos con fibra y agregarle aceite de oliva. También puedes saltear verduras con *ghee* o mantequilla clarificada, o utilizar un tipo de aceite saludable. Por el contrario, cuando haces las famosas papas al horno con mantequilla, estás combinando una grasa saturada con un carbohidrato almidonado, lo cual no va a permitir la misma absorción y funcionamiento de la grasa saturada a lo largo del tiempo. Si consumes grasas saturadas considerando esas sugerencias, sin lugar a duda obtendrás resultados favorables.

Existe la creencia de que el consumo de grasa saturada se convierte en grasa saturada en la sangre, pero esto no sucede así. Los responsables de esta dinámica son el azúcar, los carbohidratos refinados y el exceso de proteína, que hacen que el hígado produzca grasas saturadas en la sangre. Eso último sí se encuentra vinculado al desarrollo de enfermedades metabólicas, infartos, hipertensión, problemas vasculares, diabetes y más problemas de salud.

Grasas trans o aceites refinados de origen vegetal

Dentro de los productos lipídicos que debes evitar se encuentran las famosas grasas trans. Estas tienen una forma peculiar y no son parte de la biología humana. Poseen altos contenidos de omega 6 y las encuentras en productos tales como el aceite de soya, de cártamo, de maíz, de girasol, de palma y de cacahuate, la manteca vegetal y la margarina, cuyo consumo debe eliminarse. También, debes evitar consumir productos que tengan en su lista de ingredientes cualquier ítem que se indique como «hidrogenado».

No solo se encuentran de forma líquida, sino semisólida, como en el caso de la manteca de origen vegetal y la margarina. Para crearlas es necesario un proceso que consiste en agregar hidrógeno al aceite vegetal para solidificarlo. Esto da una larga vida útil a los productos procesados y su producción es muy económica, motivo por el que la industria alimentaria las usa en prácticamente todo.

Este tipo de grasas genera grandes daños para la salud, elevan las cifras de colesterol LDL y reducen los niveles de HDL. Además, son promotores de inflamación generalizada, hipertensión, infartos, cáncer, obesidad, resistencia a la insulina, diabetes, síndrome de colon irritable, artritis reumatoide, asma, depresión, entre otras afecciones de la salud.

Ahora bien, para consumir grasas en general y evitar daños, debes tomar en cuenta algunas medidas. Por ejemplo, siempre que calientes un aceite en casa, cuida que no se queme ni le salga humo, porque, cuando eso sucede, significa que se está oxidando y podrías convertir un aceite bueno en uno malo. Por eso, usar aceite de oliva en la sartén no es recomendable, ya que su punto de humo es bajo, es decir, tolera poco las altas temperaturas. Si lo haces, evita que se queme.

Otro dato importante se refiere a la frecuencia con la cual debes consumir grasas saludables. En estos casos, debes mantener un consumo diario y en cada comida debe representar cerca del 30 % de tu plato.

No tengas miedo de comer grasas siempre y cuando sean las adecuadas y las utilices en combinación con muchos vegetales y con la cantidad de proteína que te corresponde; así, el consumo puede ser hasta de 70 gramos por día.

Las grasas saludables las puedes encontrar en los siguientes alimentos:

- Aceite de oliva virgen o extra virgen
- Aceite de aguacate
- Aceite de ajonjolí
- Aceite de coco
- Tahini
- *Ghee*
- Mantequilla
- Manteca de cerdo

- Sebo de res
- Grasa de pato
- Grasa de pollo
- Aguacate
- Huevos
- Leche entera
- Crema entera
- Quesos fermentados o de cabra
- Nueces
- Semillas
- Pescados grasos como el salmón, trucha o sardina

Al mismo tiempo, debes evitar a toda costa consumir las siguientes grasas dañinas:

- Aceite de soya
- Aceite de canola
- Aceite de maíz
- Aceite de cártamo
- Aceite de cacahuate
- Aceite de girasol
- Aceite de palma
- Aceites vegetales
- Manteca vegetal
- Margarina
- Cualquier aceite que diga hidrogenado
- Combinaciones de aceite de oliva o aguacate con cualquier otro aceite vegetal (un engaño frecuente de la industria alimentaria)

Carbohidratos: la verdad detrás del mito

La mayoría de las personas siempre se preguntan en qué alimentos encontramos los carbohidratos y terminan tomando malas decisiones cuando no lo entienden bien. Por eso, es necesario saber de dónde vienen estos macronutrientes. Una vez que lo tengas claro, sabrás siempre en dónde se encuentran, con lo que podrás elegir mejor y dejarás de dudar acerca de los alimentos que puedes consumir y los que no.

Hemos obtenido una comprensión sólida de que las grasas y las proteínas son macronutrientes esenciales, ya que el cuerpo los necesita para desarrollar funciones específicas. Sin embargo, los carbohidratos no son esenciales. Cuando las grasas se desdoblan, nuestro cuerpo absorbe los ácidos grasos. Cuando se digieren las proteínas, nuestro cuerpo absorbe los aminoácidos. Pero al momento de ingresar un carbohidrato a nuestro cuerpo durante el proceso digestivo, se utiliza en forma de glucosa.

Los hidratos de carbono, conocidos comúnmente como carbohidratos, son biomoléculas compuestas principalmente de carbono, hidrógeno y oxígeno, que se utilizan para proporcionar energía a nuestras células. Suministran energía a todos los órganos del cuerpo, desde el cerebro hasta los músculos, funcionando como combustible rápido y sencillo de obtener.

Se nos ha dicho durante mucho tiempo que los carbohidratos son la mejor fuente de energía, sin embargo, hemos indicado con antelación que las grasas se utilizan para generar energía después de descomponerse en ácidos grasos, y las proteínas también pueden usarse para generar energía.

Existen tres tipos de carbohidratos: azúcares, fibra y almidones. A la vez, los carbohidratos se pueden dividir en simples y complejos. Pero, en términos técnicos, podemos reconocer la siguiente clasificación:

- Monosacáridos: glucosa, fructosa, galactosa.
- Oligosacáridos: lactosa, sacarosa, rafinosa, maltosa, isomaltosa, lactulosa, ciclodextrina.
- Polisacáridos: almidón, celulosa, glucógeno, fibra, quitina.

De manera general, la única diferencia entre los carbohidratos simples y los complejos es la forma en que se absorben en el cuerpo e impactan las cifras de glucosa. Los simples se absorben más rápido y los complejos más lento.

Por una parte, los azúcares también son conocidos como carbohidratos simples porque se encuentran en su forma más básica. Son un tipo de carbohidrato que podemos encontrar en refrescos o gaseosas, jugos naturales y artificiales, pastelitos, chocolates y prácticamente todo lo que sea procesado, venga empaquetado y no contenga fibra. Estos productos normalmente tienen una elevada carga de azúcar.

Con respecto a la fibra, que es considerada un carbohidrato complejo, existe la fibra soluble e insoluble y podemos decir que de esta categoría forman parte prácticamente la mayor parte de las verduras, leguminosas, cereales, nueces y las frutas. Sin embargo, hay que categorizar las frutas porque algunas tienen mucho azúcar de forma natural, en una combinación de glucosa más fructosa, tales como el mango, melón, dátil, uva, piña, plátano, papaya, sandía, mientras que hay otras que tienen menos carga de azúcar, como los frutos rojos: fresa, zarzamora, arándano, frambuesa y granada.

Finalmente, los almidones, que son también carbohidratos complejos hechos de muchos azúcares simples unidos y fibra, se encuentran en algunos tubérculos que tienen una carga de almidón por encima de la media como, por ejemplo, la papa, la yuca, el camote, la remolacha o betabel y la batata.

En importante resaltar que prácticamente todas las harinas refinadas, tales como harina de trigo, de maíz, de avena, entre otras, carecen de fibra puesto que son el resultado de un proceso de producción en el cual se elimina parte del grano completo (salvado y germen). En tal sentido, los productos elaborados con estas harinas, como los panes y las pastas, no deberían consumirse de manera frecuente, o incluso, deberían evitarse si se padece de un problema metabólico.

Debes concentrarte en consumir aquellos carbohidratos que contienen fibra, porque ofrecen muchos beneficios al alimentar a tu microbioma, y además están cargados de vitaminas, minerales y fitonutrientes, que son un tipo de antioxidantes que tu cuerpo necesita para funcionar bien.

Todos los carbohidratos provienen de las plantas, las cuales, durante el proceso de fotosíntesis generado por el sol, toman dióxido de carbono (CO_2) y lo combinan con agua (H_2O) para crear parte de su propia fuente de alimentación, que son azúcares que guardan en forma de glucosa. Bajo esta realidad, se considera que cualquier planta es un carbohidrato y existen algunas que nosotros tomamos como alimento, tal es el caso de las frutas, leguminosas, cereales, frutos secos o nueces, verduras y tubérculos.

Ahora bien, los seres humanos no hacemos fotosíntesis al exponernos al sol, pero también podemos crear glucosa a partir de otro proceso que se llama gluconeogénesis, que es la formación nueva de glucosa y el cuerpo lo hace a partir de las grasas o proteínas acumuladas. En realidad, el cuerpo va primero por las moléculas de grasa. Esto es lo que nuestro cuerpo, de manera inteligente, hace para suplir la energía necesaria, por lo que, si no comiéramos un solo carbohidrato, el cuerpo podría mantener niveles de glucosa estables a partir de este proceso. Esta es una de las razones por las que los carbohidratos no son esenciales, ya que, como lo hemos comentado, el cuerpo tiene la facultad de producir la glucosa.

Sin embargo, cuando consumimos carbohidratos, el sistema digestivo los fragmenta durante la digestión. Luego, se absorben en el torrente sanguíneo, donde se les reconoce como glucosa sanguínea o, comúnmente, azúcar en la sangre. Después, la glucosa entra en las células del cuerpo con la ayuda de la insulina. El cuerpo usa la glucosa para generar energía, siendo el combustible necesario para que puedas realizar distintas actividades, como caminar, correr o solo respirar, dormir o pensar. La glucosa adicional que no se utiliza se almacena en el hígado, los músculos y otras células para su uso posterior, o bien, se convierte en grasa. Por eso debes tener cuidado con el consumo excesivo de carbohidratos, porque genera enfermedades.

Con respecto al efecto calórico, un gramo de carbohidrato equivale a cuatro calorías, el problema radica en que, en el caso de los carbohidratos simples, por lo general, estas son calorías vacías, es decir, no nos van a nutrir, porque se absorben rápidamente, entrando de manera rápida al torrente sanguíneo, tal como lo explicamos antes, lo que provoca un disparo de energía de corta duración. No obstante, también eleva rápidamente la glucosa en la sangre y los picos de insulina, lo que produce que tengamos constante apetito, nos sintamos ansiosos, acumulemos grasa en el cuerpo y generemos problemas metabólicos, como diabetes, hipertensión, sobrepeso u obesidad, pérdida de peso en masa muscular, hígado graso, etc. Esto ocurre especialmente cuando existe un alto consumo de azúcares procesados, cereales o harinas refinadas, refrescos e, incluso, jugos de fruta.

Otro aspecto relevante es que los carbohidratos no son esenciales, puesto que no hay nada que esté formado en nuestra fisiología por carbohidratos y, además, nuestro cuerpo puede generar glucosa a partir de otras fuentes: grasas o proteínas acumuladas, según lo explicado anteriormente.

Con esto no queremos decir que no debes comer carbohidratos, sino que tu cuerpo tiene la facultad de crear glucosa en el caso de que no los consumieras en absoluto y que, si los consumes de las fuentes correctas, entonces, sin lugar a duda, tu cuerpo va a funcionar bien.

Además, el cuerpo usa la glucosa para generar la fuente de energía de más fácil acceso, pero esta no constituye la única fuente y tampoco se requiere en cantidades elevadas. Así que este es el momento de que sepas que te han confundido a lo largo de los años diciéndote que para tener energía necesitas comer exclusivamente azúcar y en altas cantidades.

En el capítulo siguiente, abordaremos en detalle los aspectos relacionados con el consumo de los carbohidratos adecuados en tu alimentación inteligente y los que debes evitar para mantener tu salud óptima.

Micronutrientes: la magia que no ves

Los micronutrientes son nutrientes pequeños que necesitamos para ejercer funciones vitales. Se les llama micro porque no los podemos ver, pues se trata de las vitaminas, minerales y fitonutrientes que se encuentran dentro de los macronutrientes o alimentos reales. Su impacto en la salud es crítico y la deficiencia de cualquiera de ellos tiene el potencial de causar condiciones graves, que pueden llegar a ser mortales.

En primer lugar, las vitaminas pueden ser de dos tipos: hidrosolubles y liposolubles. Las vitaminas hidrosolubles o solubles en agua son aquellas que se disuelven en los líquidos del cuerpo, razón por la cual la eliminación de su exceso es muy fácil, pues se lleva a cabo a través de la orina o el sudor.

Las vitaminas hidrosolubles son las pertenecientes al complejo B, la C, la biotina, el ácido pantoténico y el ácido fólico.

Las vitaminas liposolubles o solubles en grasa son aquellas que se disuelven en grasas y aceites y se almacenan en el hígado, tejidos grasos y músculos. Estas son las vitaminas A, D, E y K. Su absorción en el cuerpo resulta más fácil en presencia de la grasa saludable que comes, como mencionamos anteriormente.

Las vitaminas nos dan vitalidad y fortalecen nuestro cuerpo de diferentes maneras, permitiéndonos tener un sistema inmune más fuerte. Asimismo, nos ayudan a tener una regulación hormonal adecuada, lo cual resulta beneficioso, ya que necesitamos que nuestra orquesta de hormonas esté funcionando bien para que los mensajes y las funciones que cumplen sean efectivos. Por otra parte, realizan una variedad de funciones, tales como la producción de enzimas y otras sustancias necesarias para el crecimiento y desarrollo normales, cicatrización de las heridas, participación en el proceso de coagulación normal, así como en la formación y mantenimiento de tejidos.

En segundo lugar, con respecto a los minerales, estos son elementos de origen mineral, igualmente importantes para nuestro organismo. Estos apoyan la estructura de nuestros huesos, mantienen el corazón sano, ayudan a regular la movilidad muscular, hacen un trabajo fundamental en el mantenimiento de ciertos niveles de líquidos de nuestro cuerpo a nivel celular y contribuyen a la absorción de algunas vitaminas. Los principales minerales que requiere nuestro cuerpo son calcio, potasio, sodio, magnesio, manganeso, cloro, azufre, hierro, yodo, fósforo, zinc, cobre, cobalto y selenio.

En tercer lugar, cuando consumimos algunos alimentos que contienen fitonutrientes, esto se traduce en antioxidantes que necesita el cuerpo para combatir los radicales libres, con el fin de evitar el estrés oxidativo e impedir que los signos de envejecimiento y enfermedades crónico-degenerativas aparezcan de manera prematura.

Cuando estamos llevando a cabo buenos hábitos, especialmente en materia de alimentación, le vamos a ofrecer a nuestro cuerpo las vitaminas, minerales y fitonutrientes que necesita, porque cada bocado de alimentos saludables va cargado de micronutrientes. Además, los micronutrientes funcionan mejor cuando hay una vida saludable, por lo que no aportarán grandes beneficios en presencia de malos hábitos de vida, como cuando hay consumo de productos procesados.

Otra forma de consumir estos micronutrientes es a través de la suplementación. Para ello, es necesario tomar en cuenta que los requerimientos de vitaminas y minerales varían a lo largo de la vida, por lo que resulta prudente consumirlas de manera flexible.

A lo largo de nuestra vida, podemos estar en límites adecuados, en límites deficientes o incluso tener toxicidad con respecto a las vitaminas y minerales. Esto solamente se puede saber luego de practicarse exámenes de laboratorio, por lo que la visita regular al médico, con fines de control, siempre será una práctica recomendable.

A los fines de mantener niveles adecuados de micronutrientes en el cuerpo, es imprescindible consumir a diario una variedad de frutas y verduras de diferentes colores, combinadas con proteínas de calidad, de conformidad con lo que hemos explicado antes.

Aunque la combinación del consumo de todos los alimentos reales aportan los micronutrientes que necesita tu cuerpo, también es correcto utilizar suplementos. Si deseas saber más sobre algunos de nuestros suplementos, revisa nuestra página: https://www.bewelly.mx/suplementos

Alimentos multifacéticos: explorando su verdadera composición

Acabamos de conocer una clasificación interesante de los alimentos que solemos consumir. Sin embargo, los alimentos son más que la suma de sus partes y contienen una amplia gama de nutrientes que interactúan entre sí de manera compleja. En tal sentido, algunos alimentos pueden aportar distintos macronutrientes e, incluso, una importante selección de micronutrientes, de manera que es difícil encasillar un alimento particular dentro de un único grupo de nutrientes.

Por ejemplo, los frijoles pertenecen al macronutriente de los carbohidratos, pero también son ricos en proteína vegetal, vitaminas del grupo B, hierro, ácido fólico, calcio, potasio, fósforo y zinc. En el caso de las proteínas de origen animal, nos encontramos ante una combinación de grasas, proteínas y vitaminas. De igual forma, los frutos secos o nueces contienen carbohidratos en menor medida, grasas saludables en mayor medida, fibra y proteínas, siendo además ricos en magnesio, calcio, fósforo, potasio, hierro y vitaminas B y E.

Así que en lugar de obsesionarte con clasificar los alimentos que consumes en grupos nutricionales, toma en cuenta que lo importante es elegir alimentos enteros, frescos y no procesados, visto que ofrecen un perfil nutricional más completo.

¡Atrévete a continuar descubriendo el poder de los nutrientes y transforma tu vida a través de una alimentación saludable y equilibrada!

ANEXO
EL PLATO INTELIGENTE

No se trata solo de la cantidad de nutrientes que consumes, sino de la calidad y la proporción adecuada en tu alimentación. Aprender a combinar inteligentemente los macronutrientes te permitirá maximizar tu energía, acelerar tu metabolismo y alcanzar un peso saludable de forma sostenible.

A continuación, te daremos algunas herramientas necesarias para que puedas convertirte en el maestro de tu propio destino nutricional, mientras descubres cómo los macronutrientes pueden ser tus aliados más poderosos en la búsqueda de una vida plena:

1. Procura llevar a tu plato alimentos de la mejor calidad posible. En tal sentido, busca productos orgánicos, de producción local y preferiblemente de temporada.
2. Para comenzar a armar tu plato, asegúrate de que la mitad de este se encuentre cubierto por verduras sin almidón, es decir, verduras de hoja verde — como arúgula, espinaca, kale o col rizada, acelga, lechuga—, pimentones, zanahorias, col, calabacines, cebollas, ajo, berenjenas y más.
3. Luego, incorpora una porción de proteína que no sea más grande que la palma de tu mano. De esta forma, te asegurarás de obtener la cantidad necesaria para ti. Así que puedes colocar una porción de pollo, pescado, carne o tofu, tomando en cuenta las sugerencias descritas.

4. Puedes incorporar, una a dos veces por semana, almidones, evitando que superen 1/8 del tamaño de tu plato. Aquí estamos haciendo referencia al arroz negro o integral, cereales enteros, papa, yuca, frijoles y otros.

5. No olvides agregar grasas saludables. Por ejemplo, puedes usar en la preparación de tus comidas entre cuatro y cinco cucharadas de aceites de buena calidad, como lo son el aceite de oliva o aguacate, *ghee* o aceite de coco. De igual forma, puedes aderezar tu ensalada con aceite de oliva o de aguacate o agregar una porción de aguacate e, incluso, algunos frutos secos.

6. También, es importante que incorpores en la preparación de tus alimentos hierbas y especias de forma generosa, ya que aportan vitaminas y minerales al cuerpo. Te recomendamos tener en tu cocina cúrcuma, romero, albahaca, salvia, orégano, tomillo, canela, así como cilantro, perejil y cebollín fresco.

7. Con respecto a las bebidas, olvídate de los refrescos y los jugos. Prefiere en su lugar agua filtrada, a la que puedes agregar limón, lima, menta o algún té de tu preferencia, siempre sin azúcar. Incluso puedes consumir agua mineral o gasificada sin sabor.

8. Finalmente, si deseas algún postre, una taza de frutos rojos vendría mejor, en lugar de un trozo de pastel. Aunque si quieres aprender cómo preparar postres saludables, revisa nuestra página: https://www.bewelly.mx/postressaludables

Lo más importante a la hora de armar tu plato inteligente es evitar cualquier producto procesado, azúcar, edulcorantes artificiales, alcohol y aceites inflamatorios como el de canola, girasol, palma, soya y maíz.

CAPÍTULO 4

DESENMASCARANDO A LOS CARBOHIDRATOS

«No importa tanto lo que les damos de comer a nuestros hijos, como lo que no les damos».

—Julio Basulto

La historia de la alimentación humana está llena de mitos y verdades que se mueven dentro de un laberinto de información contradictoria. Entre los temas más debatidos y malinterpretados se encuentra el referido al consumo de los carbohidratos. Estos compuestos, presentes en una amplia variedad de alimentos, han sido el centro de numerosos estudios, modas dietéticas y opiniones polarizadas.

Desde los pasteles y dulces que solemos usar para recuperar la energía, hasta las frutas y verduras que nos nutren, los carbohidratos han desempeñado un papel fundamental en la dieta humana desde épocas inmemorables. Sin embargo, a medida que avanzamos en nuestra búsqueda de una vida saludable y equilibrada, es fundamental comprender los mitos y verdades que rodean a este macronutriente.

Estamos aquí para ayudarte a desentrañar las ideas erróneas más comunes y desterrar creencias arraigadas. Así que colocaremos el foco sobre este tema tan debatido para encontrar el camino hacia una alimentación consciente y bien fundamentada.

Desafiando las falacias nutricionales

En el capítulo anterior, mostramos por qué los carbohidratos son considerados alimentos no esenciales. Sin embargo, aclaramos que no necesariamente te estábamos indicando su completa eliminación de tu alimentación inteligente. Solo basta con seleccionar aquellos que no solo te aporten una descarga de energía en un momento determinado, sino que nutran tu cuerpo a lo largo del día y aporten fibra, que también se considera un macronutriente esencial, que necesita tu microbioma.

Conocimos también que los carbohidratos pueden ser simples o complejos. En función de ello, entre menos uniones de hidratos de carbono tenga un alimento, más fácil y rápida será su absorción. Entre más uniones tenga, más compleja y lenta será su absorción. Y si, además, el alimento lleva fibra, el proceso de digestión será aún mejor.

Es importante conocer estos detalles porque los alimentos de absorción rápida son digeridos velozmente, mientras que los de absorción lenta tardan más por su composición química compleja. El resultado de esa descomposición es la generación de energía para el cuerpo y un impacto menor en las cifras de glucosa y, por lo tanto, de insulina. Por ello, lo recomendable es evitar los carbohidratos simples y enfocar el consumo en carbohidratos complejos con fibra, a los fines de garantizar una mayor saciedad y un estado de energía que dure más tiempo.

Por eso no es lo mismo consumir miel, azúcar blanca, un jugo de frutas, refresco, pan, pasta, dulces, galletas o pasteles —carbohidratos simples sin fibra—, que comer brócoli, espárragos, zanahoria, quinua, frijoles, *berries*, zarzamoras, lentejas o arroz salvaje —que son carbohidratos complejos con fibra—.

Vamos a mostrar las diferentes fuentes de carbohidratos, cuáles no deben acompañar tus platos y cuáles alimentos de este tipo puedes consumir de manera segura:

Azúcares

El azúcar de coco, de caña, de dátiles, morena, blanca, en cubitos, en forma de jarabes, miel de abejas, etcétera, son carbohidratos obtenidos a partir de plantas. Sin embargo, a pesar de provenir de fuentes naturales, no necesariamente son beneficiosos para nosotros.

La fructosa en la naturaleza también está presente en frutas, miel y algunos vegetales en una proporción aproximada de 50 %, porque el otro 50 % corresponde a glucosa o sacarosa.

Además, todo lo que no contiene fibra impactará fuertemente en los niveles de glucosa medidos en sangre.

Pero analizaremos en detalle estos productos en el capítulo siguiente.

Leguminosas

Las leguminosas, aunque contienen proteína, grasa, fibra, vitaminas y minerales, por ser un producto elaborado por las plantas a partir de la glucosa que producen, fundamentalmente son carbohidratos. Es decir, al consumir un plato de frijoles, tu cuerpo lo va a desdoblar en moléculas más pequeñas y eso podría elevar las cifras de glucosa.

Existen muchos tipos de leguminosas, como los garbanzos, los frijoles, los guisantes y las lentejas. Todas son una excelente fuente de nutrientes para tu cuerpo. Cada una tiene diferentes características, pero todas tienen en común que son un carbohidrato. Sin embargo, entre sus beneficios están justamente que son buenas fuentes de fibra, vitaminas, minerales, proteína, bajo índice de grasas, contienen antioxidantes y fitoquímicos, por lo que dan soporte a la secreción hormonal, promueven una buena presión arterial, benefician la salud intestinal, ayudan a reducir el colesterol y tienen un efecto anticáncer. Aunque suelen tener un bajo índice glucémico, cuando las consumes en exceso, su carga glucémica aumenta, por lo que puede elevar las cifras de glucosa en sangre.

A pesar de ser muy saludables, es necesario recordarte que, al ser fundamentalmente un carbohidrato, debes revisar qué ocurre cuando las comes. Para ello, debes tomar en cuenta la cantidad consumida y medir tus cifras de glucosa, sobre todo, cuando tienes un diagnóstico de diabetes en cualquiera de sus variantes o tienes un descontrol con los niveles de glucosa. No queremos decir que no sea saludable su consumo, sino que debes revisar tu caso particular, ya que es adecuado comer leguminosas si eres una persona sana.

Si decides comerlas, te sugerimos tener en cuenta que no necesitas más de media taza al día.

Es muy importante que, antes de preparar las leguminosas, las actives, esto quiere decir que las dejes remojando en agua durante toda la noche. Esa agua debe ser desechada y acto seguido, necesitas enjuagar muy bien las leguminosas antes de cocinarlas.

Este procedimiento es fundamental, porque las leguminosas contienen compuestos antinutricionales, como los fitatos y las lectinas, por lo que dejarlas en remojo antes de cocinarlas es un método adecuado para reducir la presencia de estos compuestos y mejorar su digestibilidad.

Cereales

Los cereales, que también provienen de plantas, son carbohidratos que pueden elevar las cifras de glucosa, por lo que su consumo debe ser moderado.

Existen fundamentalmente tres tipos de cereales:

- Cereales refinados
- Cereales integrales
- Pseudocereales

Existen numerosos cereales y algunos de ellos son trigo, arroz, centeno, avena, maíz, espelta, sorgo, mijo, amaranto, triticale, teff, kamut, fonio, farro, bulgur, arroz integral, arroz salvaje, arroz blanco, arroz negro (aunque éste último se considera más una semilla). Por otra parte, la quinua, al igual que el amaranto y el alforfón, es reconocida como un pseudocereal, porque no pertenece a la familia de las gramíneas.

El beneficio adicional que aportan estos productos es que contienen fibra, proteínas, vitaminas y minerales.

Conviene hablar desde su anatomía para comprender por qué es mejor consumir un cereal entero (integral) que uno procesado o transformado (refinado):

A la capa exterior del cereal se le conoce como **salvado** y contiene vitamina B, hierro, cobre, zinc, magnesio, antioxidantes y fitoquímicos. El siguiente componente es el **germen**, en donde existen grasas saludables, proteínas, vitamina E, vitamina B, fitoquímicos y antioxidantes. Estos dos elementos nos aportan nutrientes y fibra.

En la parte interna del cereal está el **endospermo**, que corresponde fundamentalmente al carbohidrato, compactado en forma de almidón y que representa el mayor porcentaje del total del cereal.

Efectivamente, los cereales contienen elementos saludables, pero aportan una gran cantidad de carbohidratos y, para una persona que desea estar metabólicamente saludable, manteniendo niveles de glucosa e insulina estables, el consumo en cantidades elevadas de este macronutriente no resulta favorable.

Es muy importante que sepas que no es lo mismo masticar un grano de maíz entero que comerlo en forma de palomitas de maíz, en una tortilla o en una arepa. No es lo mismo comer un grano de trigo entero que comer harina de trigo, porque el impacto en las cifras de glucosa es completamente distinto. Siempre será más conveniente consumir los alimentos en su estado más natural posible, siempre y cuando sea factible.

Es decir, cuando consumimos cereales integrales, estamos aprovechando todos los beneficios de sus capas externas. Cuando optamos por las versiones refinadas, solamente estamos consumiendo un carbohidrato en su totalidad.

Por otro lado, es importante evitar los cereales que aportan gluten porque esta es una proteína que genera inflamación intestinal y daños importantes en el cuerpo. Sobre esta proteína estaremos ofreciendo detalles en el próximo capítulo.

Frutos secos o nueces

También hay otras fuentes de carbohidratos, como lo son las nueces o frutos secos que provienen de las plantas, sin embargo, se catalogan más bien como grasas saludables puesto que ahí está su mayor contenido y, además, aportan fibra, proteínas, vitaminas y minerales. Dentro de los frutos secos podemos encontrar una gran variedad, tales como nuez de la India, nuez de Brasil, macadamias, pecanas, pistachos, almendras, avellanas, entre otras.

Vale destacar que el cacahuate no es un fruto seco, es una leguminosa y un carbohidrato fundamentalmente. Por eso, cuando una persona consume altas cantidades de cacahuates y revisa sus cifras de glucosa, estas podrían manifestarse hacia el alza.

Frutas

Con respecto a las frutas se ha creado un gran debate. A casi todos nos encantan las frutas, en especial las más dulces: mango, banana, piña, uva, papaya, melón, sandía, por ejemplo. Sin embargo, debemos conocer que fundamentalmente son carbohidratos y que contienen glucosa y fructosa en una proporción que varía según la fruta y su nivel de madurez. La fructosa suele ser hasta tres veces más dulce que la glucosa.

La naturaleza, en su infinita sabiduría, añade fructosa a la fruta con fines de conservación de la especie. Como la planta no se puede desplazar de un lugar a otro, para llevar su semilla a otras partes necesita que alguien la pueda transportar. Su sabor dulce atrae a los animales para que la consuman y después esparzan la semilla en otro lado al defecar.

El aspecto más importante es que contienen fibra, por lo que la mejor forma de consumir frutas es entera, no en jugos, porque en el proceso de masticación de los elementos fibrosos, se garantiza una menor absorción del carbohidrato, lo que podría repercutir en que no haya elevaciones tan importantes de las cifras de glucosa y se asegure una menor absorción de fructosa debido a la fibra.

Debes entender que la fructosa es tóxica para nuestro cuerpo en un consumo elevado, sobre todo cuando se le extrae la fibra, lo que hace la industria alimentaria con sus productos procesados. Así que no te dejes engañar por el hecho de que la fructosa, al ser un producto creado por la naturaleza, es bueno para la salud, porque su consumo genera muchos daños en el organismo como diabetes tipo 2, sobrepeso, obesidad, hígado graso, hipertensión, elevación de ácido úrico, etcétera.

Por otra parte, el cuerpo puede utilizar cierta cantidad de glucosa para generar energía, pero la fructosa no participa en esta función y, de hecho, para poder metabolizarla se necesita más energía, por lo que, en lugar de darnos energía, nos la quita.

La fructosa decrece la función mitocondrial mientras que la glucosa la estimula. Así que la fructosa presente en la alimentación no es una opción saludable, sobre todo la que nos ofrece la industria alimentaria, y no tanto por el hecho de aportar muchas calorías, sino por el daño hepático que genera. Añadir fructosa a la alimentación hace que el hígado guarde el doble de grasa que lo que hace en presencia de la glucosa, lo que da como resultado hígado graso.

La glucosa se metaboliza por acción de la insulina que, al secretarse, hace que esta molécula ingrese a las células. Pero la fructosa se metaboliza de manera distinta, de hecho, la insulina no participa en el proceso porque la fructosa solo puede metabolizarse en el hígado. De manera que, al consumir fruta, habrá impacto en las métricas de glucosa y hay algunas frutas que lo harán más que otras.

Aunque la fruta tiene elementos saludables, te sugerimos considerar esta razón para no consumirla en exceso.

Por eso la mejor recomendación es consumir las que tienen un menor índice glucémico, que es la medida de la rapidez con la que un alimento que contiene carbohidratos afecta las cifras de glucosa medidas en sangre después de su consumo. Este es el caso de los frutos rojos, que además de aportar vitaminas, minerales y fibra, proporcionan antocianinas y fitonutrientes que son antioxidantes poderosos que ayudan a reestablecer tu salud. En este grupo encuentras las frambuesas, zarzamoras, moras azules o arándanos, fresas y granada, que puedes considerar para un consumo ocasional, procurando que no estén tan maduras, pues entre más ácidas estén, mucho mejor.

Si vas a consumir frutas, procura que ese alimento ingrese a tu cuerpo después de haber comido vegetales, grasas saludables y proteínas, es decir, deja la fruta hasta el final para que genere un menor impacto en las cifras de glucosa.

No es necesario consumir diariamente frutas para vivir bien, todos los nutrientes que obtienes de ellas los puedes obtener perfectamente de una selección adecuada de verduras.

Por otra parte, muchas personas tienen dudas sobre el coco que, aunque es una fruta, su pulpa está repleta de grasas saturadas saludables. Sin embargo, su agua contiene más carbohidrato que grasa. Si una persona consume agua de coco, desde luego que puede generar un impacto en las cifras de glucosa. No sucede lo mismo al masticar la pulpa porque, además de que contiene más grasa, su contenido en fibra reduce el impacto en las cifras de glucosa. Además, es una excelente fuente de vitaminas y minerales.

Las frutas deshidratadas tienen altas concentraciones de azúcar por su proceso de deshidratación. No son un tipo de alimento que sugerimos consumir.

Verduras

Siguiendo con la misma lógica, por provenir de plantas, las verduras son un tipo de carbohidrato. La diferencia es que se trata de uno complejo y que constituye una excelente fuente de nutrientes, como vitaminas, minerales, proteínas y antioxidantes. Contienen fibra, que no es directamente un alimento para nosotros, sino para nuestro microbioma. Y si nuestro microbioma está bien, nosotros lo estamos también.

Existe una amplia variedad de verduras y las puedes encontrar como:

- Hojas verdes: lechugas, acelgas, espinacas, kale o col rizada, arúgula.
- Crucíferas: col, coliflor, brócoli, coles de Bruselas.
- Raíces y tubérculos: zanahoria, camote, jengibre, papa, yuca.
- Frutos que se confunden con verduras: tomate, pepino, calabaza, calabacín.
- Allium: cebolla, ajo, echalote, cebollín, puerro.

Todas son una excelente forma de obtener los carbohidratos correctos y saludables que necesita tu cuerpo. No generan grandes disparos de glucosa, por lo tanto, no habrá elevados disparos de insulina luego de su consumo. Además, generan saciedad, aportan vitaminas, minerales y fibra soluble e insoluble.

Para aprovechar al máximo sus nutrientes, debes acompañarlas con aceites saludables y de buena calidad, procurando que por lo menos el 50 % de tu plato contenga verduras en cualquiera de sus presentaciones y debería ser lo primero que ingresa a tu cuerpo cuando comes. Esto asegurará que te nutras correctamente, que te sacies y evitará que consumas otros carbohidratos que podrían elevar tus cifras de glucosa.

Los puedes consumir en diferentes preparaciones: crudos, cocidos, al horno o a la sartén.

Particularmente, las crucíferas tienen un efecto protector contra el cáncer, desintoxican el hígado, ayudan a eliminar toxinas y hormonas producidas por el plástico, ayudan al cuerpo a no generar cambios en el ADN de las células, aportan vitamina K, minerales y fibra. Y lo más importante, no hay nada demostrado que indique que una persona con problemas tiroideos no las pueda consumir.

Por su parte, los vegetales allium reducen la presión arterial, ayudan a prevenir el cáncer, tienen cualidades antifúngicas y antibacterianas, disminuyen el colesterol, promueven la desintoxicación y, además, les aportan un gran sabor a las comidas.

Hay algunas verduras que pueden contener almidón, como las raíces y tubérculos, que son verduras que pueden tener un impacto en tus cifras de glucosa. Sin embargo, estas contienen fibra, que es fundamental para que el carbohidrato no se absorba en su totalidad, además de que, como dijimos antes, la fibra alimenta a tu microbioma. Si tienes diagnóstico de diabetes en cualquiera de sus variantes o tienes un descontrol con los niveles de glucosa, modera su consumo porque desde luego que elevarán las cifras de glucosa. Debido a esto, te sugerimos siempre medir lo que ocurre luego de su consumo, en términos de glucosa, con un glucómetro.

Todos los colores vibrantes que la naturaleza nos brinda a través de las verduras son fitonutrientes, los cuales son sustancias que usan las frutas y verduras para protegerse de sus depredadores, pero que funcionan como antioxidantes poderosísimos en tu cuerpo.

Otras fuentes de carbohidratos

Las aceitunas son un fruto también y, por lo tanto, contienen carbohidratos, pero, fundamentalmente, contienen grasas saludables, fibra, proteína, vitaminas y minerales, por lo que constituyen un excelente alimento.

Y los lácteos contienen un tipo de carbohidrato llamado lactosa (el azúcar de la leche), el cual, para poder digerirse, necesita de una enzima que se llama lactasa. El ser humano deja de producir esta enzima entre los dos y siete años, por lo que muchas personas presentan intolerancia a la lactosa. Desde luego, existen personas que mantienen una producción de esta enzima, por lo que toleran mejor el consumo de leche.

En el capítulo siguiente, vamos a ofrecer más detalles sobre este blanco alimento que desde siempre ha formado parte de nuestra alimentación.

Como has podido notar, la diferencia en el consumo de los distintos tipos de carbohidratos radica en qué tan rápido se descomponen en el cuerpo y cómo impactan en las cifras de glucosa.

De igual forma, hemos dejado al descubierto que, aunque históricamente los carbohidratos son la primera fuente de energía y la de más fácil acceso, no es la única, porque las grasas también aportan energía y de mejor calidad y, también, nuestro cuerpo tiene la capacidad de generar energía valiosa a partir de las proteínas.

¿Desayuno o postre?

Particularmente, en la mayoría de las familias, los carbohidratos han formado parte de la mesa en diferentes presentaciones. Desde niños, hemos tenido, en especial, desayunos cargados de carbohidratos, representados por panes, tostadas, panquecas, donas, arepas, pasteles, cereales comerciales para el desayuno, siropes, chispas de chocolate, mermeladas, jugos de frutas —o por lo menos eso creemos— y más. Nuestra cultura nos ha llevado a tener un alto consumo de productos que no son la mejor opción para comenzar el día.

Con la enumeración anterior, estos no son desayunos, más bien, son postres. Y lo peor es que carecen de muchos nutrientes importantes para nuestra alimentación: grasas saludables y proteínas de calidad.

El desayuno influye en los niveles de glucosa y antojos a lo largo del día, así que debemos poner mucha atención a lo que nos llevamos a la boca luego de despertarnos. Considerando el desayuno como la primera comida del día, deberíamos evitar introducir alimentos ricos en azúcares. De manera particular, los cereales de caja, especialmente para los niños, no son una opción saludable para comenzar el día y, en realidad, para ninguna parte de este.

Los desayunos con alta carga de carbohidratos refinados generan picos de glucosa e insulina, lo cual puede llevar a antojos, ganancia de peso y alteraciones hormonales. Un buen desayuno, por otro lado, mantiene los niveles de glucosa e insulina equilibrados, proporciona saciedad, nutrientes y contribuye al rendimiento cognitivo y la resistencia al estrés.

Desayunar adecuadamente contribuye a la pérdida de peso, mejora el rendimiento cognitivo, reduce el riesgo de obesidad y mejora el perfil metabólico.

Un desayuno saludable debe incluir proteínas, grasas saludables y los carbohidratos correctos, llenos de nutrientes y fibra presentes en las verduras. Sí, te estamos recomendando que desayunes vegetales.

ANEXO
CONSEJOS PARA VENCER LA ADICCIÓN A LOS CARBOHIDRATOS

El azúcar nos hace sentir satisfechos, alegres, enérgicos, socialmente más aceptados y con menos ansiedad. Sí, por desgracia, esto es lo que genera este producto en cuanto a sensaciones, aunque su efecto dentro de nuestro cuerpo no sea necesariamente una bendición.

En la mañana te puedes levantar, tomar un alimento rico en carbohidratos y quedar supersatisfecho inmediatamente, pero puedes notar como en poco tiempo tienes hambre de nuevo, sientes ansiedad, antojos de más cosas azucaradas y quizá presentas síntomas como dolor de cabeza o fatiga. Ante este escenario, lo más probable es que decidas tomar algún bocadillo repleto de carbohidratos y te sientas mejor de inmediato. Esta situación se puede presentar en otro momento del día, una y otra vez.

Esto es real. Sucede en nuestros cuerpos porque el azúcar, al igual que cualquier otra droga, actúa en un centro regulador en el cerebro que se llama núcleo accumbens, el cual se encuentra en la región subcortical y se encarga de gestionar el circuito de recompensa de una persona. Al estimular este núcleo con el consumo de azúcar, se liberan sustancias en el cuerpo llamadas betaendorfinas, que suprimen el dolor. En realidad, nuestro cuerpo tiene su propio laboratorio y esas betaendorfinas se pueden considerar primas hermanas de la morfina.

También se libera otra sustancia llamada dopamina, que genera placer, motivación y comodidad. Pero este efecto se combustiona rápido y, ante el deseo de sentirnos igual, volvemos a comer carbohidratos simples.

Asimismo, se libera una tercera sustancia conocida como serotonina, que suprime la ansiedad.

En este orden de ideas, la razón por la cual buscamos consumir alimentos dulces, y quizás en sus presentaciones menos saludables, es porque, en general, tenemos un cuerpo altamente inflamado, lo que hace que nos sintamos deprimidos, ansiosos y estresados. No obstante, no buscamos las verdaderas razones de fondo, sino que tratamos de solventarlas consumiendo estos productos que, además de enfermarnos, solo constituyen un paliativo a la situación real.

Al final, nos encontramos en una situación desagradable en la cual pareciera que no podemos vivir sin comer azúcar, es decir, nos volvemos adictos.

El problema de fondo requiere otra exploración, un trabajo emocional y mental. Asimismo, basta con que aprendas formas óptimas de segregar estas sustancias (betaendorfinas, dopamina y serotonina), sin necesidad de consumir alimentos poco saludables.

A continuación, te explicamos cómo puedes hacer para vencer la adicción a los carbohidratos:

1. Abandona por completo el consumo de todo tipo de azúcares que pueden ingresar a tu cuerpo cuando comes productos procesados, bebidas tales como gaseosas y jugos artificiales, edulcorantes artificiales, postres, chocolates, caramelos y demás.
2. Consume un desayuno que contenga una representación de los macronutrientes esenciales: proteína y grasas saludables en una proporción justa,

según lo que hemos indicado. En tal sentido, cocina siempre con aceite de aguacate, aceite de coco o mantequilla *ghee* o clarificada.

3. Si vas a consumir algún tipo de verduras salteadas o una ensalada, agrégale aceite de oliva e incorpora mucha fibra. La fibra te mantiene con saciedad, porque las verduras tienen, aparte de la carga de vitaminas, minerales y fitonutrientes, una composición de agua, lo que facilita su absorción.

4. Si deseas consumir alguna fruta o verdura, te recomendamos incorporar una grasa saludable. Por ejemplo, come algunas almendras en conjunto con una fruta, o come algunos pepinos y zanahorias bañadas en jugo de limón, acompañadas de unas nueces. Nunca comas el carbohidrato solo.

5. Evita comer tres horas antes de dormir, ya que es muy importante que antes de irte a la cama, tus niveles de glucosa e insulina empiecen a entrar en balance. Cuando comemos antes de ir a dormir, sobre todo carbohidratos, estos impactarán en los niveles de glucosa, niveles de insulina y también en la calidad del sueño.

6. Controla tu estrés. Este desencadena una cascada de hormonas que tienen un impacto directo en los niveles de glucosa e insulina, por lo que la gestión del estrés es fundamental. Prueba con realizar cinco respiraciones, inhalando profundamente y exhalando en un lapso de un minuto, procurando una atención plena en la respiración. Puedes repetir este ejercicio cuando sientas angustia por alguna situación.

7. Ponte en movimiento. Hacer ejercicio ayuda a regular niveles de glucosa y, además, es un excelente regulador del apetito.

8. Duerme de siete a ocho horas diarias. Si no tienes esta costumbre, necesitas empezar a cambiar algunos hábitos y organizar tu vida. Cuando no duermes bien, te levantas con ganas de comer, especialmente carbohidratos.

9. Si sigues todos estos consejos, no solamente vas a empezar a notar la disminución de las ansias y antojos por comer productos dulces, sino un mejor control en tus niveles de glucosa y experimentarás un aumento en tus niveles de energía.

CAPÍTULO 5

8 ALIMENTOS QUE SABOTEAN TU SALUD

«El 80 % de la comida de los estantes de los supermercados en la actualidad no existían hace 100 años».

—Larry McCleary

¿Tomarías una dosis de veneno en cada comida? En realidad, puede que lo hayas estado haciendo sin darte cuenta. Quizá suena impactante, pero lo cierto es que algunos de los alimentos que consumes a diario son auténticos saboteadores de tu salud.

Cuando comemos, llevamos información bioquímica que genera respuestas celulares en todo nuestro cuerpo. Así que tomar decisiones conscientes en cada bocado, para disfrutar de una vida más saludable y plena, es la mayor muestra de autocuidado y amor propio que puedes tener. Además, mantener hábitos saludables en la alimentación es la más valiosa herencia que puedes dejar a tus generaciones futuras.

En tal sentido, debes comprender que despertar en ti el deseo de buscar nutrientes reales y aprender a comer de forma saludable e inteligente, sin dejarte llevar por convicciones sociales ni por la publicidad engañosa, generará más salud y bienestar.

Paradójicamente, a pesar de que comer forma parte de nuestra vida cotidiana y constituye nuestra principal fuente de energía, hemos hecho de dicha necesidad vital un pretexto social para justificar excesos que causan mucho daño.

Para comenzar a generar el hábito de comer de manera saludable, te mostraremos una nueva perspectiva que te ayudará a dejar de considerar que comer saludable es aburrido, costoso y restrictivo, y que consumir productos dulces y altamente procesados no tiene nada que ver con disfrutar de la vida. Asimismo, aunque seguramente tienes mucha información sobre las distintas teorías dietéticas, podrás aprender que lo que comes te aportará salud o enfermedad.

Lo más alentador es que no vamos a proponerte ninguna dieta específica, sino una alimentación inteligente, basada en el conocimiento de lo que necesita tu cuerpo para funcionar bien y, en especial, lo que no necesita.

Tampoco te pondremos a contar calorías, porque esa antigua creencia no tiene sentido en tu cuerpo. Ninguno de nosotros funciona de una manera tan simple: calorías entran, calorías salen. Más bien, necesitas saber que nuestro cuerpo utiliza energía todo el tiempo para crear funciones y que esta se utiliza en forma de calorías que obtenemos de los diferentes nutrientes. En definitiva, no importa la cantidad de calorías, sino la calidad de los alimentos de los cuales las obtienes.

A continuación, listaremos los productos que deberían dejar de formar parte de tu alimentación:

Leche

Desde que estamos desarrollándonos en el útero de nuestra madre, nos estamos alimentando de lo que ella se alimenta. Al nacer, el primer alimento que solemos consumir en nuestra vida es la leche proveniente de nuestra madre. En efecto, la leche materna es el alimento ideal para los bebés. Contiene todos los elementos nutritivos que necesitan para su crecimiento y desarrollo, así como las sustancias que los protegen contra infecciones y alergias. Incluso, la leche materna contiene oligosacáridos, que son carbohidratos que están diseñados no para alimentarnos a nosotros, sino a las bacterias beneficiosas que formarán el microbioma que nos acompañará el resto de nuestras vidas.

Sin embargo, una vez que se suspende la alimentación materna, se suele continuar con el consumo de leche proveniente de otras especies, por el resto de la vida, lo que no siempre trae beneficios al organismo.

Vale la pena destacar que, en el caso de la leche de origen animal, su propósito es generar un rápido crecimiento de las crías, con la finalidad de poder esquivar a un depredador, por lo que contiene una serie de hormonas para generar tal propósito. Este objetivo no pareciera tener sentido para nosotros los humanos, por lo tanto, el consumo de dicho producto, tampoco.

Así como las crías animales dejan de consumir la leche de su madre en un momento determinado, debemos considerar que, para la especie humana, la leche no es necesaria para vivir y, sin embargo, seguimos tomándola sin importar la edad. Desde luego que la leche puede contener nutrientes saludables, como vitaminas, minerales, grasa saludable y proteína. No obstante, el consumo de leche puede generar, en algunos casos, altos niveles de inflamación, problemas intestinales, reflujo, eccema, alergias, intolerancia a la lactosa (lo cual es padecido por un 70 % de la población), entre otros inconvenientes. De hecho, muchas personas, cuando dejan de tomarla, mejoran notablemente los síntomas.

La leche está conformada por agua, grasas, proteínas, lactosa, vitaminas y minerales.

La lactosa, que constituye el azúcar de la leche, es, por lo tanto, un tipo de carbohidrato que, para poder digerirse, necesita de una enzima que se llama lactasa. El ser humano deja de producir esta enzima entre los dos y siete años de edad, por lo que muchas personas presentan intolerancia a la lactosa. Sin embargo, algunas mantienen una producción estable de esta enzima, por lo que toleran mejor el consumo de leche, por ejemplo, los franceses, quienes, en general, pasada la infancia, aceptan bastante bien su ingesta.

Con respecto a las proteínas, la leche contiene varios tipos de estas, siendo la caseína la principal proteína que la compone. La caseína es la substancia que hace que seamos adictos a los lácteos, ya que actúa en un centro regulador en el cerebro donde también actúan drogas como la heroína.

La caseína puede ser de dos tipos: A1 y A2. Estos tipos son muy similares y contienen algo más de 200 aminoácidos cada uno, que son diferentes entre sí, entre los que se encuentran la histidina en el tipo A1 y la prolina en el tipo A2.

Cuando se consumen las proteínas A1 y A2, se descomponen en péptidos más pequeños con el fin de facilitar la digestión. Por ejemplo, cuando la caseína A1 es digerida, se liberan unas moléculas llamadas péptido beta-casomorfina-7 (BCM7), que están asociadas a muchos de los incómodos efectos del consumo de la leche, como lo son la mala digestión, gases estomacales, intolerancia a la lactosa, úlceras, entre otros.

La leche que contiene caseína A2 no libera BCM7. Por tal razón, no suele provocar los efectos antes descritos, ya que no resulta tan inflamatoria como la que contiene caseína A1.

La leche de vaca contiene caseína A1, mientras que la leche materna, de cabra, de oveja o de búfala, contienen caseína A2. Así que el análisis de los efectos del constante consumo de la leche de vaca debe ser considerado por parte de quienes suelen sentir un estado de salud desfavorable, en especial, con las aflicciones antes descritas.

Otro aspecto de importancia es el presentado por el doctor David Ludwig, experto en nutrición, quien ha abogado por un consumo cuidadoso de la leche, especialmente la descremada o baja en grasa. Al respecto, Ludwig, a partir de sus investigaciones, reveló que, cuando se le extrae grasa a la leche, esta es sustituida por azúcares, los cuales pueden ser potencialmente más dañinos a largo plazo. Esto nos permite manifestar que la solución no es necesariamente escoger leche baja en grasas como una opción más saludable.

Con respecto a los productos derivados de la leche, algunos tipos de queso que podrían ayudarte a conservar la salud son el queso de cabra, feta, *mozzarella*, parmesano, gruyer, azul, manchego curado, gouda, edam y queso fresco de rancho.

Por su parte, el queso panela, *cottage* o ricotta, aunque no sean malos, no son especialmente nutritivos porque, en su elaboración, se les elimina el elemento nutritivo que es la grasa.

También, debes tener cuidado con el consumo de queso manchego procesado, queso amarillo, chédar, americano, en aerosol y el queso crema, que no constituyen las mejores opciones nutricionales para tu cuerpo en cuanto a nutrición y beneficios se refiere.

Finalmente, podemos aportar algunas sugerencias que te ayudarán a tener un consumo responsable de los lácteos:

- Si deseas consumir leche, procura reducir la cantidad.
- Si escoges la leche como parte de tu alimentación, procura que sea de alta calidad, es decir, orgánica.
- Evita los productos lácteos que contienen azúcar añadido, como chocolate, vainilla o algún otro saborizante.
- Evita las leches bajas en grasas.
- Si constantemente padeces problemas gastrointestinales o alérgicos, cuyo detonante no logras detectar, intenta excluir la leche de tu alimentación y observa si este cambio mejora tu salud.

- Prueba la leche de cabra u oveja, las cuales son mejor toleradas debido a su contenido de caseína A2.
- Si te gusta el yogur, podrías elegir alguno natural, griego, fermentado como el kéfir y que no tenga azúcares añadidos.

Azúcares

A lo largo de la historia de la humanidad, el azúcar se ha deslizado discreta o indiscretamente en nuestras vidas, seduciéndonos con su sabor y cautivándonos por la sensación de felicidad instantánea que produce. Pero ¿y si te dijéramos que esta delicia engañosa se ha convertido en un enemigo silencioso que nos acecha en cada preparación que la contiene?

Cada día, científicos, médicos y expertos en nutrición advertimos de los estragos que el azúcar puede causar, sobre todo cuando su consumo es exagerado. Investigaciones rigurosas revelan inquietantes vínculos entre el consumo excesivo de azúcares y enfermedades cardíacas, la diabetes, la obesidad, el cáncer y muchas afecciones más.

En efecto, el azúcar en exceso causa daño a tus células, provocando inflamación generalizada en órganos y sistemas y robándote la energía vital que necesitas para vivir plenamente. Te arrebata la vitalidad poco a poco sin que te des cuenta, mientras tú sigues deleitándote con su sabor engañosamente delicioso.

Queremos que despiertes del hechizo en el que la industria alimentaria te ha sumido. Por ello, hemos venido alertándote de las tácticas manipuladoras de la industria alimentaria, que nos hacen adictos a su dulce veneno, mientras ellos se enriquecen a costa de nuestra salud.

Los anuncios publicitarios generan promesas que no pueden cumplir, mienten deliberadamente y causan efectos desastrosos en la sociedad. Podemos ver a una estrella del deporte promocionando un refresco, mientras te sugiere que podrás presumir un cuerpo increíble en la playa, tener muchos amigos, mucha energía para disfrutar de la vida, pero, en la realidad, las personas que lo consumen viven el efecto contrario. Este es un negocio hecho para convencer a la gente de que no pasa nada al consumir sus productos.

Raramente verás una promoción de comida fresca, real y saludable. No verás anuncios de alguien promocionando un brócoli, pero sí de productos muy adictivos que generan esa fidelidad en los compradores, y eso es lo que quiere la industria alimentaria: tu lealtad, para que sigas comprando productos que no te nutren y además generan enfermedad.

Los azúcares, también conocidos como carbohidratos simples, porque se encuentran en su forma más básica, son aquellas sustancias que pueden agregarse a los alimentos, como el azúcar blanco, que es prácticamente el ingrediente principal de los dulces, alimentos procesados y refrescos. También incluyen los elementos dulces que se encuentran naturalmente en la leche (lactosa) y en frutas y verduras (fructosa).

No solo existe el azúcar blanco, encontramos también azúcar de coco, morena, de caña, de dátil, etcétera. Todos estos son carbohidratos obtenidos a partir de plantas. Asimismo, la miel que se obtiene del néctar que secretan algunas flores entran dentro de esta categoría, porque son una combinación de fructosa y glucosa. Podemos observar que todos son productos naturales.

El problema es que, unos más y otros menos, pero todos tienen un impacto en la elevación de glucosa por más naturales que sean. A la enumeración precitada se les llaman carbohidratos simples o azúcares porque tienen una o dos uniones de hidratos de carbono, los cuales son el tipo de azúcares que se absorben más rápido en el cuerpo y que carecen de fibra.

Nos ha quedado claro que los carbohidratos son un macronutriente no esencial, porque el cuerpo los puede producir a partir de las grasas o proteínas acumuladas en un proceso que se llama gluconeogénesis. Así que una persona podría no consumir un solo carbohidrato y el cuerpo generaría su propia fuente utilizable de glucosa a partir de este proceso.

No queremos decirte que no debes consumir carbohidratos, porque eso no sería correcto, sino que es mejor elegir los de la fuente adecuada y excluir de tu alimentación los que pueden producir efectos devastadores en tu salud.

Tu cuerpo es como un automóvil híbrido, que funciona con gasolina y también con energía eléctrica. Ambos generan energía, pero, definitivamente, el automóvil funciona mejor cuando lo hace con electricidad, incluso esa energía da más potencia. Lo mismo ocurre en el cuerpo, en donde la gasolina es la glucosa y la electricidad es la grasa. Tú podrías funcionar con ambos de manera escalonada porque así estamos diseñados, pero llevas años solo usando la glucosa y creyendo que entre más carbohidratos comes, eso aportará más energía, lo cual es un error. La grasa es una gran fuente de energía que tu cuerpo puede usar cuando tienes una alimentación inteligente y buenos hábitos de vida.

Quizá consideres que dejar de consumir azúcares es imposible, pero puedes iniciar un proceso de cambios, comenzando a cambiar tu paladar, es decir, procura consumir tus alimentos cada vez menos endulzados. Este proceso de acostumbrarse a comer menos azúcares lleva tiempo, pero sin lugar a duda, vale la pena.

Entendemos que la adaptación puede ser difícil, pero mientras la transitas, te daremos algunas opciones que son más saludables que endulzar con azúcar blanca. Claro está, eso no quiere decir que no generen ningún efecto en el cuerpo, por lo que tampoco debes consumirlas todos los días ni en altas cantidades.

Si vas a preparar un postre saludable, te sugerimos que lo consumas de manera eventual, por ejemplo, una vez por semana, y que reemplaces el azúcar blanco por cualquiera de estas opciones:

- *Monk fruit* o fruta del monje 100 % natural, sin edulcorantes añadidos.
- Stevia 100 % natural, sin edulcorantes añadidos.
- Alulosa 100% natural, sin edulcorantes añadidos.

Si quieres aprender cómo preparar postres saludables, revisa nuestra página:

https://www.bewelly.mx/postressaludables

Fructosa

Como mencionamos en el capítulo anterior, la fructosa es tóxica para nuestro cuerpo en un consumo elevado, sobre todo cuando se le extrae la fibra, que es lo que hace la industria alimentaria con sus productos procesados. La fructosa que se encuentra en tales productos produce daño hepático, resultando en lo que se conoce como hígado graso. Además, puede desencadenar un aumento en los niveles de colesterol y la grasa abdominal, incrementando así el riesgo de enfermedades cardíacas.

A los fines de limitar el consumo de fructosa, debes eliminar el consumo de mermeladas, miel, sirope de agave, chocolate, refrescos, jugos de frutas procesados y naturales exprimidos en casa a los que se les ha extraído la fibra, bebidas deportivas, galletas saladas o dulces, pasteles, panes, cereales, barras de granola, barras de proteína, salsas, aderezos para ensaladas, algunos tipos de yogur, helados, sopas enlatadas, salsas de tomate envasadas, incluso algunas proteínas buenas y saludables a las que se les adereza con fructosa y otros elementos dañinos.

De igual forma, es necesario reducir la ingesta de frutas con alto contenido de fructosa, tales como dátil, uva, pera, manzana, entre otras. Si nuestra alimentación fuera realmente saludable, como la teníamos hace años, es probable que el consumo de fruta no generara tanto daño. Por eso, lo primero que debes hacer es dejar de creer en lo procesado para que podamos regresar a lo que nuestro cuerpo sí tolera bien, y la fruta, aunque contiene fructosa, recuerda que viene de la mano de la fibra y ese elemento ayuda a que no se absorba tanto.

Asimismo, las frutas que tienen un menor contenido de fructosa son coco, frambuesas, zarzamoras, moras azules, kiwi, fresa, pomelo o toronja. No obstante, tampoco debes consumirlas en exceso.

Gluten

Detrás de cada trozo de pan, tortilla, plato de pasta y galleta se esconde un villano que afecta tu salud de manera silenciosa: el gluten.

El gluten es una proteína presente en granos como el trigo, la cebada y el centeno y, aunque ha sido un componente esencial en la dieta humana durante los últimos diez mil años, en tiempos recientes ha surgido una preocupación en aumento sobre los efectos negativos que puede tener en la salud.

El gluten es muy utilizado en la industria alimenticia porque aporta elasticidad, esponjamiento, solidez y hace que los productos no se desmoronen al cortarlos.

En realidad, se trata de una glucoproteína compuesta por una proteína unida a uno o varios azúcares, simples o compuestos, siendo la gliadina y la glutenina los componentes principales del gluten. La palabra gluten proviene del latín y significa «sustancia pegajosa».

Aunque solemos escuchar que las afecciones de salud relacionadas con el gluten son una moda y antes no existían, según la historia alimentaria de la humanidad, podríamos sospechar que tales problemas de salud han existido sin que se les haya prestado la debida atención. También, merece la pena destacar que, con la manipulación genética de los cultivos llevada a cabo masivamente desde mediados del siglo pasado, la proporción de gluten en el trigo ha aumentado de manera alarmante.

El Dr. Alessio Fasano, médico e investigador especializado en enfermedades relacionadas con el consumo de gluten, señala que, en realidad, ningún ser humano es capaz de digerir dicha proteína. Además, sus estudios indican que la gliadina y la glutenina, componentes principales del gluten, funcionan como antinutrientes inmunógenos, lo que quiere decir que son potenciales causantes de enfermedades autoinmunes, como en el caso del hipotiroidismo de Hashimoto.

Estas proteínas pueden provocar en el cuerpo una respuesta inmunogénica que produce la inflamación del sistema inmunológico. Concretamente, la gliadina causa alteraciones de permeabilidad del intestino, específicamente liberando una proteína que se llama zonulina, que es la encargada de regular la unión de las células que componen el intestino, lo que hace que se escapen, desde el tracto intestinal hacia la sangre, sustancias perjudiciales para el organismo.

No obstante, algunas personas no experimentan síntomas graves al consumir productos con gluten, pero otras tienen síntomas como síndrome de fatiga crónica, sistema inmunológico debilitado, dolores de cabeza, migrañas, úlceras orales, pérdida de peso inexplicable, síntomas intestinales, intestino irritable, anemia, depresión y más. De igual forma, otras personas pueden desarrollar problemas más graves.

Existen tres alteraciones de la salud relacionadas específicamente con el consumo de gluten:

Enfermedad celíaca: es una enfermedad autoinmune, en la cual el sistema inmunitario se convierte en el agresor que ataca y destruye a los propios órganos y tejidos corporales sanos. El consumo de productos que contienen gluten desencadena la enfermedad. En muchos casos, el diagnóstico de esta enfermedad es tardío. Esto provoca que el sistema inmune ya haya dañado la barrera intestinal, atrofiando las microvellosidades intestinales, lo cual se traduce en una inadecuada absorción de los nutrientes de los alimentos, derivando entonces diferentes problemas de salud que hacen que la persona comience a visitar médicos de diferentes especialidades en búsqueda de respuestas y que lo único que obtenga sean múltiples tratamientos médicos enfocados en resolver síntomas, cuando la solución real consiste en suspender el consumo de cualquier producto que contenga gluten.

Alergia al trigo: la afectación tras el consumo de trigo se manifiesta como una reacción alérgica. Esto consiste en una reacción exagerada del sistema inmunológico ante la entrada de determinada sustancia, que en este caso es el trigo, que el sistema de defensa reconoce como una amenaza y genera una reacción inmunológica exagerada para combatirlo. Los síntomas pueden ir desde los más leves, como picazón o estornudos, o más graves, como dificultad para respirar o anafilaxia. El problema se encuentra entonces en el trigo, pero se debe tener siempre en cuenta que, aunque el trigo puede ser el culpable, en general, el gluten no puede ser digerido adecuadamente por los seres humanos y siempre es mejor evitar su consumo.

Sensibilidad al gluten no celíaca: se trata de una reacción al gluten que no es alérgica y tampoco autoinmune, en donde hay una intolerancia al consumo de gluten. La diferencia con la enfermedad celíaca es que el intestino no sufre graves daños y se diagnostica a través de un proceso de exclusión. Pero existen síntomas que incluso pueden ser similares a los que se ven en la enfermedad celíaca.

Solo a través de una evaluación médica especializada podrás determinar si padeces algún trastorno relacionado con el consumo de gluten, el trigo o ambos.

No obstante lo anterior, si experimentas síntomas que no mejoran de ninguna manera, una buena estrategia es retirar el consumo de gluten durante tres meses. Es sorprendente ver cómo muchas personas experimentan una mejoría drástica con este simple cambio.

Otro aspecto importante es que no tiene nada que ver el trigo que comemos hoy en comparación con el que se producía antes. Empezando porque los nutrientes de la tierra ahora son más deficientes derivado de una sobre explotación de los subsuelos. Por otro lado, con el pretexto de producir granos a gran escala, se han creado los que son modificados genéticamente con el fin de que puedan tolerar mejor algunas enfermedades, aguantar las condiciones climáticas, soportar la utilización de herbicidas como glifosato y tener un mayor rendimiento en la producción de los cultivos. El beneficio financiero ha sido magnífico para las empresas que los producen, pero ha generado un terrible impacto ambiental, en la biodiversidad y, desde luego, en la salud de los seres humanos que los consumen.

Harinas

A todos nos encantan los pasteles, bollería, donas, tamales, arepas, tortillas, galletas y demás alimentos elaborados con harinas refinadas.

Las harinas no son más que el resultado de la molienda del trigo u otros cereales hasta convertirlos en polvo. Sin embargo, durante el proceso de refinamiento de dichas harinas, se excluyen los nutrientes propios del producto en su estado natural, porque se retira el salvado y el germen, así que lo que se muele en realidad es el endospermo, que es, fundamentalmente, carbohidrato en forma de almidón, por lo que nunca será lo mismo consumir una mazorca entera que una tortilla de maíz elaborada con harina, no solo a nivel de absorción de nutrientes, sino que el impacto en las cifras de glucosa es completamente distinto.

Por tal razón, las harinas refinadas entran en el grupo de los carbohidratos simples y no saludables, ya que, al consumirlas, los niveles de glucosa van a elevarse, independientemente de que estés comiendo un trozo de pan salado. Recuerda que en cuestión de carbohidratos todos suman en el día y, entre más consumas, pues más se elevará la glucosa, lo que hace que el cuerpo tenga que manejar ese exceso. El responsable de trabajar con esto es el hígado, entonces, este órgano tendrá que transformar el exceso de moléculas de glucosa en otra sustancia, contribuyendo a la formación de triglicéridos. En palabras simples, si se consume mucho carbohidrato, el exceso será transformado en grasa por el hígado.

Nuestro cuerpo está diseñado para sobrevivir. De tal forma que si entra comida en exceso, pues la lógica de pensamiento del cuerpo es: «Vamos a guardar estos excesos porque no sabemos si mañana habrá comida». Fuimos creados para sobrevivir en la época de las cavernas y no para vivir en estos tiempos donde lo que tenemos es un exceso en la oferta de comida por todos lados y de mala calidad, por eso nos estamos enfermando. Te ofrecen comida en una gasolinera, en una farmacia, en una biblioteca, en la oficina o en cada esquina por la que transitas.

Ante esta situación, el hígado transforma las moléculas de glucosa en grasa y las va depositando en diferentes partes del cuerpo. Esta dinámica es la que va generando acumulación de grasa periférica, pero también, y la que resulta más peligrosa, la que se acumula entre los órganos y dentro de ellos entorpece su función. Esta es una de las causantes de hígado graso, páncreas graso y, desde luego, la que interviene en el desarrollo de padecimientos cardiovasculares y daños en otros órganos.

Las harinas son un producto procesado y, al ser fundamentalmente carbohidrato, fácilmente digerible en el sistema digestivo, su consumo genera dependencia.

Nuestra mayor invitación siempre será a abandonar la ingesta de todo tipo de harinas refinadas, con lo que reduce de manera considerable el aporte de carbohidratos innecesarios para tu cuerpo, deviniendo en grandes beneficios para tu salud.

Al disminuir el consumo de harinas refinadas, comenzarás a sustituirlas por alimentos que te nutren en realidad, como vegetales con muchos nutrientes, proteínas y grasas saludables, con lo que tendrás una mayor sensación de saciedad y reducción del apetito. Además, el control del peso será un gran aliciente. Y finalmente, podrás reducir los riesgos de padecer síndrome metabólico.

Para iniciar la transición a una alimentación libre de harinas, debes comenzar a reducir, de manera progresiva, los siguientes alimentos:

- Pan
- Pizza
- Panquecas

- Wafles
- Galletas
- Pastas
- Arepas
- Tortillas
- *Bagels*

Puedes buscar alternativas para sustituir las harinas refinadas en tus preparaciones como, por ejemplo: harina de coco, de yuca, de almendras o de garbanzos que, además, son libres de gluten. No obstante, debes considerar que, por ejemplo, es mucho mejor consumir harina de avena que la de trigo, pero eso no significa que la harina de avena no genere ningún impacto. Es un cereal y también elevará las cifras de glucosa, pero lo hará en menor medida que la harina de trigo. Lo mismo ocurre con la harina de coco y la harina de almendra, es decir, son mejores y van a generar un menor impacto en las cifras de glucosa.

Sin embargo, los seres humanos siempre tomamos las sugerencias como un dogma de fe y, por eso, te sugerimos que no las consumas en grandes cantidades ni todos los días.

Grasas trans

Todos admiramos la capacidad que tienen las grandes empresas de adaptarse a los tiempos cambiantes. Sin embargo, esas acciones no siempre son para el beneficio de la humanidad. Sucedió en la primera década del siglo pasado, cuando el químico alemán E.C. Kayser, a través del bombardeo de semillas de algodón con moléculas de hidrógeno, obtuvo una materia sólida, mantecosa e incolora, que recibió el nombre de manteca vegetal, que no era otra cosa que la pionera de aquello que conocemos hoy en día como grasas transformadas.

Este nuevo descubrimiento comenzó a emplearse en sustitución de la manteca de cerdo, la cual se usaba en la fabricación de jabones y velas. Pero, más adelante, comenzó a comercializarse como un alimento, especialmente destinado a la preparación de productos fritos u horneados.

De inmediato, el uso de la manteca de cerdo y la mantequilla se sustituyeron en la elaboración de panes, pasteles, galletas y demás, ya que la manteca vegetal estaba siendo promocionada como una alternativa más económica y supuestamente más saludable.

Rápidamente, la industria alimenticia observó que los productos elaborados con este nuevo ingrediente se podían conservar en buen estado durante muchos meses, lo cual le resultaba beneficioso y evitaba pérdidas. De igual forma, las grandes cadenas de restaurantes encontraron en la manteca vegetal un artículo de primera necesidad, porque el costo era bajo y además podrían usarla para freír pollo, hamburguesas, papas y demás, un sinnúmero de veces.

Luego, en los años sesenta, la creación de la margarina, que también seguía el procedimiento de hidrogenación, reemplazó casi por completo a la mantequilla, popularizándose de manera vertiginosa y ocasionando graves daños a la salud.

Aunque, como dijimos antes, el alto índice de enfermedades cardiovasculares señaló como responsables a las grasas, las parcialmente hidrogenadas seguían teniendo una apariencia inocente frente a las grasas saturadas.

A pesar de que en los últimos años se han venido haciendo esfuerzos para prohibir las grasas trans en muchos países, la industria alimenticia continúa usando este ingrediente venenoso, siendo el único beneficio el que dicha industria obtiene financieramente.

Debemos entender que las grasas trans o los aceites refinados que se producen con el mismo procedimiento de hidrogenación tienen una forma peculiar y no forman parte de la biología humana. Además, son extraídos de semillas de algodón, maíz, girasol, soya, canola y son altos en omega 6.

Este tipo de grasa genera grandes daños para la salud y eleva las cifras de colesterol LDL (el colesterol malo) y reduce las del HDL (el colesterol bueno). Además, son promotoras de inflamación generalizada, hipertensión, infartos, cáncer, obesidad, resistencia a la insulina, diabetes, síndrome de colon irritable, artritis reumatoide, asma, depresión, etcétera.

Aunque resulta «justificable» utilizar productos que no aumenten los costos del negocio por parte de las grandes industrias o restaurantes, no es aceptable que se haga a costa de nuestra salud.

Así que, sencillamente, cuando vayas a adquirir un producto en el supermercado y dentro de sus ingredientes encuentres algún aceite o grasa hidrogenada o cualquier aceite vegetal, por favor, devuélvelo al estante. Tu yo del futuro te lo agradecerá.

Alcohol

El alcohol es un tóxico y una droga permitida socialmente que ocasiona muchos daños para la salud.

Cuando el alcohol ingresa al cuerpo genera muchos daños, por ejemplo, en las mitocondrias debido al estrés oxidativo. También es un poderoso depresor del sistema nervioso central, aumenta los niveles de ácido úrico, causa deshidratación por efecto en la hormona antidiurética y descontrola las cifras de presión arterial por alteración de la hormona aldosterona que se encarga de controlar al sodio, potasio y cloro. Por otra parte, es un disruptor del sueño por efectos en la hormona liberadora de tirotropina y, además, causa irritación gástrica e intestinal. Asimismo, incrementa las cifras de colesterol y los riesgos de tener daño cerebral que ocasiona daños cognitivos y pérdida de la memoria.

Para eliminarse del cuerpo, el hígado lo tiene que metabolizar para poder cambiar su estructura química y, en un primer paso, lo convierte en acetaldehído, compuesto químico que, en recientes investigaciones, se sabe que contribuye al desarrollo de cánceres, como el de boca, garganta, hígado, colon y mama. Aunque, desde luego, esto está influenciado por la cantidad y duración de la exposición, te sugerimos tener esto en cuenta.

Otro de los daños importantes es el que ocasiona directamente en el hígado, conocido comúnmente como hígado graso relacionado con el consumo de alcohol, que es una condición que puede terminar en cirrosis. Ten en cuenta que la otra situación que causa hígado graso está relacionada con el consumo de carbohidratos. Si realizas ambas, desde luego estarás acelerando este proceso.

También, en algunas personas ocasiona hipoglucemia. En la creencia popular, esto es interpretado como algo bueno, pero sucede todo lo contrario. En ese proceso de metabolización de este tóxico, el hígado es incapaz de liberar las reservas de glucógeno para mantener las cifras de glucosa estables, por lo que eso, aunado a la secreción de insulina, hace que la glucosa disminuya, ocasionando hipoglucemia.

Observa qué hace la gente cuando toma alcohol: consume alimentos de mala calidad que, fundamentalmente, son carbohidratos y entonces obtiene la falsa ilusión de que la glucosa baja desaparece al instante.

Por si fuera poco, el alcohol es una bebida hipercalórica que aporta calorías vacías. Es decir, que no nutren y engordan mucho, además, solo nos llenan de grasa. Por cada gramo de alcohol se aportan hasta siete calorías vacías. Es, de hecho, una de las sustancias más calóricas que hay.

Si a esa bebida alcohólica se le añaden jarabes, refrescos, agua quina o cualquier otro tipo de azúcar, pues tendrás la perfecta combinación para hacerle daño a tu cuerpo.

Aunque muchos profesionales de la salud consideran que la moderación y responsabilidad en el consumo de alcohol son fundamentales para evitar daños a la salud, definiendo consumo moderado como una bebida alcohólica al día, nosotros no aconsejamos su consumo en ninguna medida.

Edulcorantes artificiales o sintéticos

Se trata de sustancias químicas que han sido diseñadas por el ser humano para darle un sabor dulce a los productos procesados, incluso más dulce que el azúcar. Tienen el objetivo de no elevar las cifras de glucosa y de no aportar calorías.

Se sugirió su utilización en un inicio como alternativa para las personas que no podían consumir azúcar. Y, aunque no dudamos de que sus intenciones iniciales fueran buenas, hoy existe documentación científica que describe el daño que esto genera en el organismo.

Incluso, la Organización Mundial de la Salud ha emitido un comunicado para sugerir a las personas evitar el consumo de productos *light*, zero o bajos en calorías, puesto que se ha determinado que tienen una relación directa con el desarrollo de cáncer.

Aspartame, acesulfamo, sacarina, sucralosa y neotame no son saludables y hoy abundan en el mercado en refrescos, jugos, postres, yogurs, helados, bebidas energizantes, bebidas vitaminadas, sueros hidratantes comerciales y mucho más.

El consumo eventual, por ejemplo, de una vez al mes, probablemente no causará daños, pero esto no es lo que sucede en la realidad. Las personas generan adicción a estos productos porque les han inculcado esa creencia falsa de que no promueven obesidad, enfermedades metabólicas y que no causan ningún daño.

Esta mentira comienza desde la incongruencia con la que un profesional de la salud lo consume y luego lo sugiere a las personas que confían en su práctica.

Efectivamente, no aportan calorías, tampoco elevan las cifras de glucosa y, aunque eso podría engañar a los ojos inexpertos pensando que esa situación es buena, los médicos y profesionales de la salud bien entrenados sabemos que en la realidad son causantes del desarrollo de enfermedades metabólicas como diabetes tipo 2, obesidad, demencia, destrucción del microbioma, autismo, problemas hormonales, daño cerebral, alergias, cáncer, etcétera.

Aditivos de los productos procesados

¿Le pondrías dióxido de titanio a tu ensalada? Seguramente no. Sería difícil de creer que alguien conscientemente usara este polvo blanco en sus alimentos, pero la realidad es que muchos productos procesados lo contienen para dar una mejor apariencia visual.

Particularmente, este aditivo no eleva las cifras de glucosa porque no es un carbohidrato, pero derivado de la información bioquímica que aporta en el cuerpo al consumirlo, es causante de cáncer y otros daños.

Lo peor no solo es que lo puedes consumir sin darte cuenta, sino que se lo podrías estar dando a tus hijos, nietos, sobrinos en productos que parecen inofensivos y que causan terribles daños.

Como hemos indicado antes, todos los alimentos poseen información que usa bioquímicamente tu cuerpo, dando como resultado salud o enfermedad. Los productos procesados también llevan información, solo que esta tiene la capacidad de generar problemas en el cuerpo.

Solo la comida real, saludable y natural contiene información bioquímica que tiene la capacidad de brindar respuestas favorables en tu organismo.

Ya hemos conversado ampliamente acerca de los diferentes compuestos que la industria alimentaria incorpora a los productos que comercializa con el fin de hacerlos más agradables en cuanto a sabor y apariencia, más duraderos y económicos. También, hemos profundizado en las prácticas que usa esta industria para convencernos de que sus productos nos generan bienestar. En tal sentido, en tus manos está tomar las decisiones adecuadas con respecto a lo que te llevas o no a la boca.

Particularmente, mientras más procesado sea un producto, mayor es el daño que puede producir en tu cuerpo, de manera que nuestra recomendación es evitarlos y tomarse el tiempo para cocinar en casa con alimentos frescos y naturales.

Aléjate de lo que diga «saborizantes naturales o artificiales», colorantes como el «color caramelo», emulsificantes como el «polisorbato 80», conservadores como el «benzoato de sodio», potenciadores del sabor como el «glutamato monosódico», edulcorantes artificiales y, aunque la lista de aditivos es enorme, si lees que en sus ingredientes hay nombres extraños que no reconoces o no puedes pronunciar, mejor evita comprar ese producto.

Por otra parte, debemos reconocer que lo importante de las calorías no es el conteo, sino su calidad. El hecho de que un producto no aporte calorías significa que no nutre al cuerpo y en la realidad genera sobrepeso, obesidad o personas delgadas que acumulan grasa en el abdomen y pierden músculo. Las calorías que nutren las necesitamos para tener energía y vivir. Por eso, comer algo que no aporta calorías está fuera de la lógica de pensamiento para cuidar del diseño de nuestro cuerpo.

Debes tener en cuenta que no todo lo que causa enfermedad es aquello que únicamente eleva las cifras de glucosa. Los edulcorantes no elevan inmediatamente la glucosa, lo harán después, pero sobre todo harán que el cuerpo se enferme.

Habrá profesionales de la salud que minimicen esto porque consideran que tomar un poco no hace daño. La decisión final es tuya y, desde luego, mientras pasa el tiempo en el que muchas personas se exponen a este tipo de edulcorantes artificiales, eso permitirá estudiar en un futuro próximo con más asertividad los daños que realmente causan.

ANEXO
REGLAS PARA EVITAR COMPRAR PRODUCTOS NOCIVOS EN EL SUPERMERCADO

La visita al supermercado es una de las actividades que realizamos de manera rutinaria. Casi siempre, andamos por los pasillos de manera automática, tomando los paquetes que acostumbramos a consumir en casa.

Nos gustaría que, de ahora en adelante, procuraras poner más atención a lo que colocas en tu carrito. Para ello, debes tomar en cuenta las siguientes recomendaciones:

1. Haz una lista antes de salir de casa. Así evitarás improvisar en el supermercado y comprar productos que quizá no tengan una buena finalidad en tu cocina.
2. Nunca vayas a hacer tus compras con hambre. Te provocará todo lo que veas y optarás por comprarlo.
3. Con respecto a las frutas y verduras, prefiere aquellas frescas, de temporada y en una cantidad no excesiva, para evitar pérdidas.
4. Evita los enlatados. Si necesitas escoger algunos alimentos no perecederos para cubrir alguna contingencia, busca aquellos productos enlatados que sean orgánicos, libres de BPA o que se encuentren en envases de vidrio.
5. Evita los jugos procesados, refrescos, bebidas vitaminadas, sueros comerciales y bebidas energéticas.

6. Al momento de elegir proteínas de origen animal, selecciona cortes magros. Revisa que se trate de animales de libre pastoreo, que no se hayan tratado con antibióticos ni hormonas de crecimiento.

7. Evita a toda costa las carnes procesadas, ya que suelen contener nitritos y nitratos, que se han venido relacionando con el riesgo de padecer cáncer.

8. Adquiere productos lácteos enteros, orgánicos, provenientes de animales criados libremente. Preferiblemente, selecciona opciones de leche de cabra, oveja o búfala. Procura que se indique que no se han tratado con antibióticos ni hormonas de crecimiento, en especial rbST (somatotropina bovina recombinante), que es una hormona que suele emplearse para aumentar la producción de la leche.

9. No adquieras harinas ni azúcar blanca. En su lugar, busca sustitutos naturales que no resulten ser productos altamente procesados.

10. No solo leas la parte frontal de los empaques, da la vuelta y lee las etiquetas y lista de ingredientes. Al respecto:

    a. No solo te fijes en las calorías que posee. Revisa la cantidad de nutrientes que posee. Evita aquellos que contienen altas cantidades de sodio, azúcares añadidos, grasas trans y carbohidratos. Altas cantidades vienen representadas por valores que superan el 5 % de la ingesta diaria. Asimismo, revisa que los nutrientes favorables, tales como la fibra dietética, vitaminas y minerales tengan un valor alto. Valores esperados de los nutrientes buenos superan el 20 % de la ingesta diaria.

    b. Revisa la lista de ingredientes. Debes entender que esta lista se muestra de manera creciente, es decir, que el primer ingrediente que aparece en la lista es el que se encuentra en mayor cantidad. Así que evita aquellos productos que tengan dentro de sus principales ingredientes alguno de los elementos indicados en este capítulo. Asimismo, procura que los productos que adquieras no tengan más de cinco ingredientes.

c. Si un producto contiene grasas trans, devuélvelo al anaquel.

d. El azúcar puede venir escondida en diferentes denominaciones. Aprende a identificarlas. Pueden incorporarse en los productos bajo las siguientes presentaciones: glucosa, sacarosa, dextrosa, jarabe de glucosa, fructosa, oligofructosa, jarabe de fructosa, caramelo, zumo de fruta concentrado, dextrina, maltodextrina, almidón modificado de maíz, jarabe de maíz alto en fructosa, sabor natural, entre otros.

e. Evita que en la lista de ingredientes se encuentren aditivos químicos tales como carbonato de calcio, nitrito de sodio, ácido cítrico, sulfato cálcico, glutamato monosódico, colorantes artificiales, nitratos y más.

f. Prefiere siempre productos orgánicos y no genéticamente modificados.

g. Revisa la fecha de vencimiento. No compres productos vencidos.

CAPÍTULO 6

DELICIAS MATUTINAS
RECETAS Y PLAN SEMANAL PARA DESAYUNOS SALUDABLES

«El secreto de un día productivo comienza con un desayuno nutritivo».

—Harvey Diamond

«El desayuno es la comida más importante del día». Todos crecimos escuchando esta frase de la boca de nuestra madre, mientras nos obligaba a comer velozmente a primera hora de la mañana, antes de irnos al colegio.

En efecto, el desayuno es importante, pero lo es tanto como cualquier alimento que nos llevamos a la boca a lo largo del día. Además, el hecho de que el desayuno sea importante, no quiere decir que tiene que ser copioso y extremadamente saciante. Lo que es realmente relevante de entender es que la primera comida del día es una oportunidad perfecta para proporcionar a nuestro cuerpo los nutrientes necesarios y el impulso de energía que necesita para funcionar de manera óptima.

Lamentablemente, venimos de costumbres muy arraigadas en las que tomamos desayunos cargados de azúcares. Los productos elaborados con harinas refinadas, exceso de lácteos, cereales infantiles, jugos de frutas, mermeladas y más han formado parte de los primeros platos del día de manera sorprendente. Incluso podríamos afirmar que muchas personas más bien toman postre por la mañana, puesto que lo hacen de alimentos que aportan altas cantidades de carbohidratos. No obstante, es hora de deshacernos de los viejos patrones y atrevernos a cambiar. Sabemos que las costumbres pueden ser difíciles de abandonar, pero, al tomar conciencia de los beneficios de un desayuno saludable, estarás dando un gran paso hacia una vida llena de bienestar. Acepta el desafío de explorar nuevas opciones, experimentar sabores sorprendentes y nutrir tu cuerpo de la manera que se merece.

En este capítulo, te presentaremos opciones sorprendentes y deliciosas para tus desayunos, que puedes comenzar a probar durante toda una semana. Cada receta ha sido cuidadosamente seleccionada para ofrecerte no solo un deleite culinario sino, también, beneficios significativos para tu bienestar, a través de un equilibrio perfecto de ingredientes nutritivos, que mejorarán tu digestión, fortalecerán tu sistema inmunológico, disminuirán la inflamación generalizada, ayudarán a que mejores el peso corporal y promoverán una óptima salud para ti y todos los miembros de tu familia.

Lo mejor es que no se trata de una dieta restrictiva, sino de la posibilidad de incorporar elementos al desayuno que quizás te resulten un poco extravagantes al principio, pero, una vez que te acostumbres y seas testigo de los cambios positivos que generan en tu organismo, no dejarán de estar en tu mesa cada mañana.

Así que ¡despierta el chef que hay en ti!

LUNES

Comienza la semana reponiéndote de cualquier exceso que hayas podido cometer el fin de semana. Para ello, te presentamos cuatro opciones de licuados o *smoothies* para que elijas una:

LICUADO DE DESINTOXICACIÓN

Ingredientes:

- 1/2 taza de moras azules congeladas
- 1 *scoop* de proteína (recomendamos las marcas Vega Sport, Birdman o Whey Protein de Holixlab)
- 1/4 de limón amarillo o verde con cáscara (opcional)
- 1 cucharada de mantequilla orgánica o ghee
- 1 cucharada de semillas de chía
- 1 cucharada de canela
- 2 nueces pecanas
- 2 almendras
- 1/2 de aguacate
- 1 taza de leche de coco o de almendras sin endulzar o agua
- 1/2 taza de hielo si deseas que quede como frappé (opcional)

Preparación:

Coloca todos los ingredientes en una licuadora y licúa a velocidad alta. Asegúrate de agregar suficiente agua para que el licuado se pueda beber, pero tampoco agregues mucha para que quede un poco espeso.

LICUADO DE KIWI Y SEMILLAS DE CHÍA

Ingredientes:

- 1/2 kiwi
- 1 *scoop* de proteína (recomendamos las marcas Vega Sport, Birdman o Whey Protein de Holixlab)
- 1/2 aguacate
- 4 cucharadas de semillas de chía
- El jugo de 1/2 limón
- 1/4 de hojas frescas de menta
- 1 taza de leche de coco o de almendras sin endulzar o agua
- 1 taza de espinaca
- 1 hoja de col rizada o kale (opcional)
- 1/4 taza de hielo si deseas que quede como frappé (opcional)

Preparación:

Coloca todos los ingredientes en una licuadora y licúa a velocidad alta.

Asegúrate de agregar suficiente agua para que el licuado se pueda beber, pero tampoco agregues mucha para que quede un poco espeso.

LICUADO DE FRESAS CON PROTEÍNA

Ingredientes:

- 1/2 taza de fresas congeladas o frescas
- 1 *scoop* de proteína (recomendamos las marcas Vega Sport, Birdman o Whey Protein de Holixlab)
- 1 cucharada de aceite de coco (opcional)
- 1 cucharada de canela
- 1 cucharada de cacao
- 1 cucharada de chía
- 1 taza de leche de coco o de almendras sin endulzar o agua
- 1/2 taza de hielo si deseas que quede como frappé (opcional)

Preparación:

Coloca todos los ingredientes en una licuadora y licúa a velocidad alta.

Asegúrate de agregar suficiente leche de coco o agua para que el licuado se pueda beber, pero tampoco agregues mucha para que quede un poco espeso.

LICUADO ANTIEDAD

Ingredientes:

- 1/2 taza de espinacas frescas congeladas
- 1 *scoop* de proteína (recomendamos las marcas Vega Sport, Birdman o Whey Protein de Holixlab)
- 1/2 taza de frambuesas
- 1 cucharada de canela
- 1 cucharada de granada o polvo de granada
- 1 *scoop* de polvo de colágeno
- 1 cucharada de semillas de chía
- 1 taza de leche de coco o de almendras sin endulzar o agua
- 1/2 taza de hielo si deseas que quede como frappé (opcional)

Preparación:

- Coloca todos los ingredientes en una licuadora y licúa a velocidad alta.
- Asegúrate de agregar suficiente agua para que el licuado se pueda beber, pero tampoco agregues mucha para que quede un poco espeso.

¡Lo que debes saber!

Los licuados ofrecen grandes beneficios para tu salud, tales como:

- **Nutrición concentrada:** están repletos de ingredientes saludables, como frutas, verduras, semillas y lácteos beneficiosos o alternativas vegetales. Estos ingredientes suministran una gran cantidad de vitaminas, minerales y antioxidantes esenciales para el buen funcionamiento de tu organismo.
- **Fácil digestión y absorción:** al combinar los ingredientes en forma de licuados, se garantiza una fácil digestión y absorción de nutrientes. Esto te proporciona una fuente de energía rápida y sostenida durante el día.
- **Hidratación:** son una excelente forma de mantenerte hidratado, lo cual es crucial para un funcionamiento óptimo de tu cuerpo y para mantener una piel radiante.
- **Optimiza la función intestinal:** al incluir ingredientes ricos en fibra, como frutas, verduras y semillas, este tipo de preparaciones promueven un tránsito intestinal saludable. Esto ayuda a prevenir el estreñimiento y mantiene tu sistema digestivo en buen estado.
- **Control del peso y saciedad:** los licuados pueden ser una herramienta útil para el control del peso, ya que permiten consumir una gran cantidad de nutrientes que aportarán calorías saludables y necesarias para el buen funcionamiento del cuerpo.

¡Algo que debes tomar en cuenta con los licuados!

- Aunque los licuados son una buena manera de nutrirte, es mucho mejor que lo hagas masticando tus nutrientes.
- Son una excelente alternativa práctica por si algún día llevas prisa.
- Cada *scoop* de proteína (medidor o envase) suele ser de 30 gramos, por lo que debe contabilizarse en tu consumo diario requerido de proteína.
- La proteína en polvo es una buena forma de ingresar aminoácidos a tu cuerpo, pero no es mejor que la proteína masticada. Independiente a las recomendaciones sugeridas, en la proteína en polvo debes revisar siempre los ingredientes, puesto que pueden tener azúcares añadidos, edulcorantes, conservadores, emulsificantes, colorantes, etc.
- Es excelente idea poner muchos nutrientes en un licuado, los vas a absorber y te van a nutrir. El problema es que el licuado no genera saciedad; en ese sentido, cuando masticas tus alimentos reales como son los vegetales que tienen fibra, grasa saludable y proteína, tendrás esa perfecta combinación que te ayudará a sentir más saciedad en el tiempo porque su digestión llevará más tiempo.
- La magia de la consistencia de los batidos es que las verduras y frutas que agregues deben ir al congelador previamente para que la textura sea cremosa (y no líquida como un jugo).
- Busca verduras y frutas de buena calidad y juega con estos nuevos hábitos para nutrirte de una forma diferente.
- Las semillas y frutos secos son muy saludables, sin embargo, poseen ácido fítico, que es un componente natural de la fibra, cuyo consumo en exceso puede impedir la absorción de ciertos nutrientes como el calcio, el magnesio, el hierro y el zinc. Es esta particularidad lo que lo convierte en un «anti-nutriente».

- Para reducir los efectos del ácido fítico, las semillas y frutos secos se deben activar. Para ello, te recomendamos dejarlas en remojo toda la noche o por lo menos 30 minutos antes de utilizarlas porque esto, además, activa sus enzimas y nutrientes y facilita su digestión.
- Con respecto a la sustitución de las frutas, aunque todas son buenas, hay algunas que contienen una mayor cantidad de azúcar que otras y no genera el mismo efecto masticarlas que licuarlas, por lo que utilizar una pequeña cantidad será una buena opción.
- Debes tener en cuenta que mientras más madura sea una fruta, mayor será su carga glucémica, lo que se refiere a la velocidad con que aumenta el nivel de glucosa en sangre tras su consumo.
- Las frutas que no recomendamos consumir a diario ni colocar en tus batidos saludables mañaneros son sandía, piña, melón, papaya, mango, banana madura, higo, dátil y uvas.
- Las que sí recomendamos comer y/o colocar en los batidos, aunque en un consumo moderado, que ya está sugerido en cada receta, son kiwi, moras azules, frambuesas, zarzamoras, fresas y granada.

MARTES

HUEVOS REVUELTOS CON JITOMATE Y QUESO DE CABRA

Ingredientes:

- 2 o 3 huevos completos
- 1 tomate picado
- Hierbas a tu elección (tomillo, romero)
- 30 gramos de queso de cabra o el que tengas
- Mantequilla, aceite de aguacate o ghee
- Sal y pimienta

Preparación:

- Mezcla los huevos en un tazón, agrega sal y pimienta al gusto.
- Calienta la mantequilla, aceite de aguacate o ghee a fuego medio en una sartén, vierte los huevos y mezcla hasta que cuajen.
- Retira de la sartén y agrega el tomate fresco, espolvorea encima la hierba de tu elección y el queso.
- Incorpora aguacate si lo deseas.

¡Lo que debes saber!

Este desayuno está cargado de proteínas, grasas saludables y carbohidratos complejos que en conjunto te brindarán saciedad durante el día.

MIÉRCOLES

PLATO DE QUESO CON JAMÓN IBÉRICO, SERRANO O PROSCIUTTO

Ingredientes:

- 50 gramos de jamón ibérico, serrano o prosciutto
- 30 gramos de queso parmesano fresco y en cubitos (o el que tengas)
- 20 gramos de tomates cherri partidos a la mitad
- 20 gramos de aceitunas enteras o a la mitad
- 20 gramos de arúgula (si no la consigues o no te gusta, puedes usar la verdura de hoja verde de tu preferencia)
- Aceite de oliva
- Pizca de sal
- Albahaca fresca picada

Preparación:

- Prepara los tomates y las aceitunas con aceite de oliva, agrega la albahaca fresca, pizca de sal y mezcla.
- En otro tazón prepara arúgula con aceite de oliva.
- Coloca el jamón y el queso en un plato, agrega un poco de aceite de oliva y disfruta.

¡Lo que debes saber!

Es un desayuno simple, sencillo, rico y que va a satisfacer tu apetito. Su alto contenido de proteínas y grasas saludables, fibra soluble e insoluble, vitamina A, C, E, ácido fólico, magnesio y mucho sabor te ayudará a comenzar el día con mucha energía, además de ánimo para enfrentarte a los retos que la jornada te presentará.

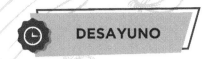

JUEVES

CAMA DE GUACAMOLE CON ARÚGULA Y LÁMINAS DE SALMÓN

Ingredientes:

- 1 aguacate
- 1 limón
- 2 o 3 rebanadas de salmón ahumado (si no consigues salmón, puedes usar pollo, carne de res o la de tu preferencia)
- 30 gramos de arúgula (si no la consigues o no te gusta, puedes usar la verdura de hoja verde de tu preferencia)
- 1 cucharadita de alcaparras (opcional)
- 1 a 2 cucharadas de aceite de oliva
- Sal y pimienta al gusto

Preparación:

- Aplasta el aguacate con un tenedor, agrega limón, sal, pimienta y aceite de oliva al gusto, y mezcla perfectamente.
- En un plato, coloca una capa generosa de guacamole, después coloca encima una cama de arúgula y agrega aceite de oliva.
- Encima coloca las láminas de salmón o de la proteína que elegiste.
- Puedes agregar unas gotas de limón y las alcaparras.

¡Lo que debes saber!

Este rico desayuno aporta vitaminas, minerales y ácidos grasos esenciales omega 3, provenientes del salmón.

VIERNES

CAMA DE HUEVO CON GUACAMOLE Y CHAMPIÑONES SALTEADOS

Ingredientes:

- 2 o 3 huevos completos y revueltos
- 1 aguacate
- 1 limón
- 1 diente de ajo
- 50 gramos de champiñones
- 30 gramos de espinaca, arúgula, acelga o la verdura de hoja verde de tu preferencia
- Aceite de aguacate
- Mantequilla, aceite de aguacate o ghee

Preparación:

- Aplasta el aguacate con un tenedor, agrega limón, sal, pimienta, aceite de oliva y mezcla perfectamente. Si no deseas preparar el guacamole, simplemente corta el aguacate en rodajas.
- En una sartén, agrega aceite de aguacate y prepara los tres huevos revueltos. Agrega sal a tu gusto.
- Para preparar tus champiñones, coloca en una sartén la mantequilla o ghee; cuando esté caliente, agrega el ajo y sofríe durante un minuto. Cuando empiece a cambiar de color, agrega los champiñones con sal a tu gusto y muévelos cada minuto para que no se quemen.
- En un plato, coloca primero los huevos revueltos, después el guacamole o las rodajas de aguacate, encima las hojas verdes de tu elección y al final los champiñones.
- Puedes dar un toque delicioso y nutritivo con queso de cabra.

¡Lo que debes saber!

A través de este delicioso desayuno te beneficiarás de un depurativo natural, propiedades antioxidantes, fibra y vitaminas D y B, esenciales para el adecuado funcionamiento del sistema nervioso, provenientes de los champiñones, que rara vez están presentes en nuestro primer plato del día. Además de minerales que son esenciales para el buen funcionamiento de todo nuestro organismo.

SÁBADO

HUEVOS ESTRELLADOS SOBRE CAMA DE FRIJOLES Y PICO DE GALLO

Ingredientes:

- 2 o 3 huevos completos y revueltos
- 1 aguacate
- 1 limón
- 1/4 de cebolla picada
- 1 ½ detomates picados
- 1/3 de taza de cilantro picado
- 2 chiles serranos picados (opcional si te gusta el picante)
- 2 cucharadas de frijoles negros, cocidos en casa
- Sal al gusto

Preparación:

- Prepara la salsa de pico de gallo mezclando la cebolla, tomate, cilantro, chile serrano (opcional), jugo de un limón y sal al gusto. Si deseas añadirle más sabor y nutrientes, puedes agregar aceite de oliva.
- En una sartén, coloca aceite de aguacate o mantequilla y prepara dos huevos estrellados, agrega un poco de sal encima.
- Prepara en un plato los frijoles para que funcionen como cama. Coloca encima los huevos estrellados y después el pico de gallo.
- Puedes agregar aguacate a un lado para disfrutar tu desayuno.

¡Lo que debes saber!

Este es uno de nuestros desayunos favoritos. En él encontramos una combinación de nutrientes esenciales, antioxidantes y fibra que contribuyen a una alimentación balanceada y nos permiten mantenernos saciados y con mucha energía a lo largo del día.

DOMINGO

HUEVOS DUROS CON ENSALADA DE ESPINACAS Y ACELGAS

Ingredientes:

- 2 o 3 huevos duros
- 1 taza de acelga
- 1 taza de espinacas
- Jugo de un limón
- 1 a 2 cucharadas de aceite de oliva
- Hierba de tu preferencia: albahaca, romero, orégano o tomillo
- Sal y pimienta al gusto

Preparación:

- Los huevos los puedes cocer en agua de dos formas y esto dependerá de tu gusto personal. Si los quieres con la clara cuajada y la yema más líquida, no los dejes hervir por más de 6 minutos. Si te gustan los huevos con la yema más cocida, entonces debes dejarlos entre 17 a 20 minutos. Cuando termine el tiempo de cocción, métetelos en agua fría para detener su cocimiento.
- Prepara tu ensalada con un aderezo de limón, sal, pimienta, tomillo y aceite de oliva.
- Agrega el aderezo a las hojas verdes.
- Parte los huevos a la mitad, agrega una pizca de sal, unas gotas de limón y ponlos en la ensalada. Puedes agregar semillas de calabaza, la hierba de tu preferencia y queso de cabra a tu gusto.

¡Lo que debes saber!

Las acelgas y espinacas son verduras con un gran valor nutricional, lo que las hace un ingrediente estrella en los desayunos. Estas tienen un bajo valor calórico, son ricas en vitaminas A, C y E, hierro, proteína, calcio, magnesio, fibra y fósforo. Además, juntas potencian sus favorables beneficios en el control de la diabetes y la hipertensión arterial.

OPCIONES ADICIONALES PARA EL DESAYUNO

Si eres amante de los cereales de caja, te presentamos dos opciones adicionales que van a convertirse en tus favoritas. No dejes de ofrecérselas a tus niños. ¡Les encantarán!

BOWL FRESCO DE FRESAS, CHÍA Y NUECES

Ingredientes:

- 1/2 taza de yogur griego natural o kéfir, sin azúcar (olvida los que dicen sin grasa). Si lo prefieres, puedes cambiar el yogur por leche de coco o de almendra
- 2 a 3 cucharadas de yogur griego natural o leche de coco/almendra sin endulzar
- 1/2 de taza de fresas
- 1 cucharada de coco rallado orgánico
- 1 cucharada de canela
- 1 cucharada de chía
- 1 a 2 cucharadas de las nueces de tu elección

Preparación:

- Coloca las fresas en un *bowl* y mezcla con el yogur o leche de coco/almendra.
- Encima coloca todos los demás ingredientes y juega con ellos para que se vea increíble y obtengas un sabor inigualable.

BOWL FRESCO DE MORAS AZULES CON CREMA DE CACAHUATE

Ingredientes:

- 1/2 taza de yogur griego natural o kéfir, sin azúcar (olvida los que dicen sin grasa). Si lo prefieres, puedes cambiar el yogur por leche de coco o de almendra
- 1 cucharada de crema de cacahuate orgánica
- 1/2 taza de moras azules
- 1 cucharada de coco orgánico
- 1 cucharada de canela
- 1 cucharada de cacao
- 1 cucharada de chía
- 1 puño de nuez pecana

Preparación:

- Coloca las moras en un *bowl* y mezcla con el yogur o kéfir.
- Encima coloca todos los demás ingredientes y juega con ellos para que se vea increíble y obtengas un sabor inigualable.

Datos importantes para la elaboración de tus *bowls*:

Nueces y semillas

- Son fuente de grasas saludables, de proteínas y bajos carbohidratos.
- Contienen minerales, vitaminas, antioxidantes, omegas y fibra.
- Existe una gran variedad de ellas, con sabores espectaculares.
- Al igual que las leguminosas y cereales, las nueces y

semillas contienen altos niveles de ácido fítico, sobre todo en la cáscara (donde se encuentra la mayoría de la fibra) y requiere neutralizarse para que puedan consumirse sin estragos digestivos o de absorción de nutrientes. Puedes aplicar el mismo procedimiento explicado antes para su activación, en la sección de los batidos.

- La mejor forma de comprarlas es cruda, sin tostar y sin sal.

Chía

- La chía es un superalimento con muchas propiedades benéficas para la salud y la digestión.

Estamos malacostumbrados a ver la ensalada o vegetales como un adorno en el plato y únicamente lo llegamos a consumir por la tarde. Te aconsejamos retirar de tu mente la idea de que las ensaladas no son compatibles con los desayunos. Consumir estos poderosos nutrientes como primer alimento del día te va a nutrir y generar saciedad durante el resto de la jornada.

¡El cambio está en tus manos! Atrévete a explorar estas recetas y permitir que tu paladar se deleite con combinaciones únicas y deliciosas, mientras cuidas tu salud y la de los tuyos. Te podemos asegurar que, una vez que todos en casa prueben estas opciones, no querrán volver atrás.

CAPÍTULO 7

SABOR Y SALUD EN CADA PLATO
RECETAS Y PLAN SEMANAL
PARA ALMUERZOS Y CENAS SALUDABLES

«El descubrimiento de un nuevo plato es de más provecho para la
humanidad que el descubrimiento de una estrella».

—Jean Anthelme Brillat-Savarin

¿Sabías que las elecciones que tomas, con respecto a lo que colocas en tu plato durante el almuerzo y la cena, tienen el poder de transformar tu bienestar de manera extraordinaria? No se trata solo de marcar una casilla en tu lista diaria de tareas, sino de aprovechar cada bocado para nutrir tu cuerpo, revitalizar tu mente y disfrutar de un estilo de vida saludable en cada comida.

En este capítulo, te guiaremos en un viaje hacia la creación de almuerzos y cenas que no solo te satisfarán físicamente, sino que también llegarán a convertirse en una inversión en tu salud y bienestar. Continuemos rompiendo los esquemas preestablecidos de que hay que llenar el estómago y aceptemos la idea de que nuestras comidas pueden ser una experiencia nutritiva y emocionalmente gratificante.

Evita comer por horario, eso no tiene ningún sentido. Come cuando tengas hambre, pero hazlo de la manera correcta porque eso es lo que va a asegurar que obtengas los nutrientes que necesita tu cuerpo para funcionar bien y, además, tengas saciedad, con lo que es probable que dejes de comer muchas veces al día y que puedas combatir la adicción por los productos procesados.

¡Comencemos a redescubrir el verdadero poder de los almuerzos y cenas deliciosas y preparadas en casa!

Barra de ensaladas

Para comenzar, la importancia de incorporar ensaladas en tus comidas te permite agregar colores, sabores y texturas a tu plato, mientras nutres tu cuerpo con una variedad de nutrientes y la fibra que tu cuerpo necesita, generando, además, saciedad.

Con esta barra queremos que tengas muchas opciones y que las puedas combinar para que siempre formen parte de tus alimentos en cualquier hora del día.

Agrega semillas en tu ensalada

Son una gran fuente de nutrientes, por lo que te sugerimos consumirlas diariamente en tus alimentos por sus innumerables beneficios para la salud.

Son fundamentalmente grasas saludables, pero también contienen proteína de origen vegetal de muy buena calidad

Aportan fibra, micronutrientes poderosos y necesarios como el hierro, calcio, magnesio, zinc, selenio (fundamental para poder tener una adecuada salud tiroidea), aportan vitaminas como del complejo B, vitamina E, etc.

Algunos ejemplos son las semillas de sésamo, girasol, calabaza, chía, lino, cáñamo, mostaza, trigo sarraceno, hinojo, cilantro, comino, anís, ajenuz, cardamomo.

Hay una gran diferencia entre consumirlas enteras y naturales a como las presenta la industria alimentaria

Naturales significa que no llevan ningún aditivo o saborizante extra, por ejemplo, potenciadores de sabor que hacen que sepan muy saladas, o azúcares añadidos que hacen que sepan muy ricas.

El consumo de semillas enteras es muy saludable y su contenido en grasa es de lo mejor. Masticar semillas enteras genera salud, pero el aceite extraído de ellas no lo es. La razón está en que los métodos de extracción y producción oxidan el aceite generando un producto terriblemente inflamatorio para el cuerpo y esto lo has aprendido en la explicación de las grasas trans.

Todas tus ensaladas, vegetales y proteínas deberían tener hierbas y especias

Las puedes usar frescas o secas. Cada una de ellas tienen propiedades diferentes y con unos beneficios increíbles para el cuerpo, por lo que te sugerimos variar su utilización en tus alimentos de todos los días.

Algunos ejemplos de hierbas son la albahaca, perejil, cilantro, menta, romero, orégano, tomillo, estragón, eneldo, salvia, cebollino, hinojo, laurel, hierbabuena, mejorana.

Algunos ejemplos de especias son jengibre, cúrcuma, pimienta cayena, canela, pimienta negra, nuez moscada, clavo de olor, paprika, comino, azafrán, curry, cardamomo, chile en polvo, cáscara de limón, ají, vainilla.

Todas las hierbas y especias son benéficas y deberías utilizarlas todos los días de una forma combinada para aportar sabor y salud.

No es la sal la que eleva la presión arterial, sino con qué la combinas.

La Organización Mundial de la Salud recomienda que el consumo de sal no sea mayor a 5 gramos al día, que equivalen a una cucharadita cafetera al día.

Sin embargo, el problema de la sal no es la sal, sino las combinaciones que hoy tenemos en los productos procesados. Además de que hoy se utiliza sal refinada que no es la mejor opción.

Si la usas en una alimentación inteligente, con alimentos reales y saludables, no tendrás que preocuparte más por agregar sal para añadir sabor a lo que comes. Todos necesitamos los minerales que contiene para poder funcionar correctamente.

Hoy, la industria alimentaria combina altas cantidades de sal con altas cantidades de azúcares y grasas trans, además de colorantes, conservadores, potenciadores de sabor y otros químicos que generan tremendos daños a la salud.

Esta combinación, junto con el daño producido por la fructosa, ocasiona daños celulares que promueven que la presión arterial se salga de control con elevaciones importantes.

Los valores de presión varían a lo largo del día dependiendo de lo que hagamos. Incluso ir al consultorio médico hará que la mayoría de las personas reflejen una elevación derivada del estrés que provoca estar frente al médico. Por ese motivo, entre más mediciones durante el día, más información se podrá tener.

Lamentablemente, muchos profesionales de la salud, al detectar las cifras elevadas, suelen sugerir que se trata de hipertensión arterial esencial, lo que significa que no saben de dónde proviene el problema y entonces simplemente tratan la elevación con medicamentos que la bajan, pero que no se enfocan en resolver la causa que está generando el problema. Eso no da solución, sino que hará que una persona, con el tiempo, simplemente tenga que incrementar dosis de medicamentos e incluso utilizar una combinación de algunos de ellos.

Siempre es importante conocer las causas raíz que originan el problema y existen muchos factores que pueden generar esta situación, como el daño renal, daño cardíaco, tabaquismo, consumo frecuente de alcohol y muchos más.

Pero existen predominantemente dos factores que lo provocan y uno de ellos está en generar resistencia a la insulina, fenómeno que se produce con el consumo de productos procesados, fructosa, azúcares y, en resumen, malos hábitos de vida. El otro factor que genera hipertensión está en la presencia de apnea del sueño.

Para poder mantener una adecuada presión arterial, el cuerpo necesita minerales como magnesio, que lo contiene la sal y otros alimentos saludables, además de otros minerales que son necesarios para tener un balance hidroelectrolítico y obtener salud. Si los combinas con alimentos verdes, tomates, frijoles, lentejas, aguacate, nueces, productos lácteos que contienen potasio y dejas por completo la comida procesada, ten por seguro que verás un cambio en el tiempo.

Desde luego que es necesario consumir la sal más pura y natural que sobre todo contenga yodo. Este es otro mineral fundamental para el buen funcionamiento de la tiroides y su deficiencia puede promover problemas en esta importante glándula.

Las mejores opciones son sal de mar sin refinar, sal rosada del himalaya, sal negra y sal de mar gris.

Antes de darte las posibilidades, queremos darte algunas recomendaciones:

- Siempre lava las verduras con agua filtrada y agrega 1 cucharada de vinagre blanco o de manzana o 1 cucharada de bicarbonato (disuelta en el agua previamente) y deja remojando durante cinco minutos.
- Para facilitar tu vida, puedes tener tus verduras previamente cortadas y listas para usar, dejándolas en contenedores de vidrio sellados. Corta suficiente para dos o tres días, con el fin de no sacrificar la frescura de los alimentos. No olvides jugar con la variedad.
- Si eres de las personas que no dispone de tiempo, te sugerimos preparar la ensalada la noche anterior para que puedas tomarla fácilmente cuando vayas de salida. Prepara el aderezo en un recipiente por separado.
- Mantén a la mano nueces (nuez de la India, nuez pecana, pistachos, almendras, entre otras) en un tarro de vidrio.
- Puedes intercalar los días para sustituir las nueces por semillas como calabaza, chía, sésamo y girasol.
- Agrega hierbas a tus ensaladas y juega con ellas para asegurar un sabor diferente y, sobre todo, los increíbles beneficios que aportan al cuerpo.
- Si deseas agregar algún tipo de queso que, por cierto, le da un excelente toque de sabor, te sugerimos utilizar queso de cabra, queso feta, queso parmesano fresco (no de bote) o queso azul en pequeñas cantidades.
- Mezcla las hojas verdes con verduras, queso, nuez y aderezo preparado en tu casa. Selecciona la proteína del día y disfruta.

A continuación, encontrarás las opciones de cada componente de tu ensalada:

Hojas verdes

- Arúgula
- Espinaca
- Lechuga romana (evita la lechuga iceberg, ya que no contiene muchos nutrientes)
- Acelga
- Acelga arcoíris
- Berro
- Col rizada o kale
- Achicoria

Verduras

- Pepino
- Tomate cherri, saladet o bola
- Pimientos: verde, amarillo, rojo, naranja
- Germen de girasol
- Cebolla morada
- Nopal (puedes usarlos cocidos o asarlos previamente con aceite de aguacate para darle un mejor toque a la ensalada)
- Coliflor (puedes usarla cocida o asarla previamente con aceite de aguacate para darle un mejor toque a la ensalada)
- Espárragos (puedes usarlos cocidos o asarlos previamente con aceite de aguacate para darle un mejor toque a la ensalada)
- Corazones de alcachofa (de preferencia que sean empacados en agua y en tarros de vidrio)
- Palmitos (de preferencia que sea empacados en agua y en tarros de vidrio)

- Berenjena asada
- Calabacita (puedes usarla cocida o asarla previamente con aceite de aguacate para darle un mejor toque a la ensalada)
- Zanahoria (puedes usarla cruda, cocida o asarla previamente con aceite de aguacate para darle un mejor toque a la ensalada)
- Betabel (puedes usarlo cocido o asarlo previamente con aceite de aguacate para darle un mejor toque a la ensalada)
- O cualquier otra verdura de temporada que encuentres o te guste

Hierbas

Agrega cualquiera de estas hierbas frescas o deshidratadas, a tu gusto, en cada ensalada. Juega con los sabores, no te arrepentirás en sabor y sobre todo en nutrientes.

- Orégano
- Perejil
- Albahaca
- Eneldo
- Tomillo
- Menta
- Hierbabuena
- Romero

Proteínas

- Pescado envasado: salmón, sardinas, atún o ventresca (cuida que el consumo de atún no exceda una a dos veces a la semana porque contiene mercurio)
- Pollo (horneado o asado)
- Pavo (horneado o asado)
- Carne de res (horneada o asada)
- Camarones (horneados o asados)

- Tofu
- Tempeh
- Huevos duros

Grasas saludables

Siempre agrega una grasa saludable a tu ensalada, le aporta sabor, nutrientes y te ayudará a saciarte. Aquí tienes algunas opciones:

- 1/2 aguacate
- Frutos secos: nuez de la India, nuez pecana, nuez de Brasil, nueces de Castilla, avellanas, pistachos, almendras (puedes usar hasta 1/2 taza)
- Semillas: linaza, chía, girasol, calabaza, sésamo (puedes usar hasta 1/2 taza)

Otros

- Hongos (champiñones, portobellos, setas, shitakes)
- Aceitunas

Cómo preparar tu aderezo

Se trata de que uses tu creatividad y juegues con elementos sencillos pero que aportan mucho sabor y nutrientes. Atrévete a experimentar. Si de pronto no queda el sabor deseado, vuelve a intentarlo, así es en la cocina, por eso se llama el laboratorio de salud. Con un par de «errores», podrás encontrar el sabor más increíble para tu paladar; nunca dejes de intentarlo y ten una libreta donde hagas tus anotaciones para que, una vez que obtengas el sabor que esperas, lo puedas repetir siguiendo tus propias y mejoradas recetas. Lo mismo va a suceder con las cantidades: irás encontrando el balance perfecto para tener las raciones que van a nutrir al resto de tu familia.

Puedes usar, además, los siguientes ingredientes:

- Jugo de limón
- Sal
- Pimienta
- Aceite de oliva virgen o extra virgen
- Aceite de linaza
- Aceite de aguacate
- Aceite de nuez
- Vinagre de manzana (como recomendación, no uses más de una cucharadita)
- Vinagre de vino tinto

Juega con estos elementos. Puedes exprimir el jugo de un limón, agregar sal y pimienta a tu gusto. Mezcla muy bien. Agrega el aceite de tu elección y mezcla. Si deseas puedes, eventualmente, agregar vinagre de manzana o de vino tinto para dar otro sabor.

Opcionales

- Mostaza Dijon: una cucharadita (simplemente mézclala en tu preparación de limón, sal, pimienta y aceite saludable).
- Tahini: para poder agregar como aderezo, solo debes agregar aceite de oliva para que quede más líquida.

LUNES

Lo que estás buscando es que tu plato contenga muchos vegetales, así que procura siempre tenerlos presentes. Selecciona los elementos de tu barra de ensalada y prepara una para acompañar lo siguiente:

SOPA DE ESPÁRRAGOS

Ingredientes:

- 1 cucharada de aceite de oliva (virgen o extra virgen)
- 3 dientes de ajo machacados
- 1 cabeza de coliflor, cortada en pequeños brotes
- 100 gramos de espárragos, despuntados y cortados en trozos de 1 centímetro
- 1/2 cucharadita de pimienta
- 6 tazas de caldo de pollo o verduras hecho en casa, bajo en sal. Si no tienes caldo, no te preocupes, prepara con agua
- Sal al gusto

Preparación:

- En una olla para sopa mediana, calienta el aceite a fuego medio (cuida el punto de humo del aceite). Agrega el ajo y cocina durante un minuto; agrega la coliflor, espárragos y pimienta.
- Cocina durante 5 minutos revolviendo frecuentemente. Agrega el caldo o agua y deja que hierva. En ese momento, baja la flama y deja que se cocine a fuego lento o hasta que observes que la coliflor está completamente cocida (5 a 8 minutos).

- Con mucho cuidado, traslada la sopa a tu licuadora y licúa a velocidad alta hasta que observes que está homogénea.
- También, puedes utilizar una licuadora de inmersión para hacerlo directamente en la olla. Sazona con la sal hasta que quede a tu gusto.
- Si la sopa está muy espesa, puedes diluir agregando otro poco de caldo o agua. Si haces esto, solo asegúrate de regresar la sopa a la olla para volver a poner al fuego bajo para que se caliente y mezcle perfectamente hasta que quede a tu gusto.

FILETE DE PESCADO

Ingredientes:

- 1 filete de pescado de carne blanca, entre 120 – 150 gramos (tilapia, huachinango, róbalo o el que te guste)
- 1 diente de ajo
- Jugo de 1/2 limón y su cáscara rallada
- Sal

Preparación:

- Calienta la sartén a fuego medio y agrega la grasa saludable de tu elección. Rebana el ajo en rodajas y colócalo en la sartén, dejando que se sofría durante 1 minuto aproximadamente. Retira del fuego y reserva.
- Agrega tu filete de pescado a la sartén y deja que se fría hasta que quede a tu gusto por ambos lados.
- Retira del fuego y agrega encima el ajo, sal, unas gotas de jugo de limón y la ralladura de este.
- Disfruta.

¡Lo que debes saber!

Los ácidos grasos omega 3, presentes en pescados azules y blancos, tienen propiedades antiinflamatorias. Por otra parte, la cantidad de fibra que contienen los espárragos ayuda a evitar el estreñimiento, ejerciendo una función diurética que ayuda a disminuir la presión arterial. De igual forma, su contenido en potasio favorece el buen funcionamiento del corazón y el sistema nervioso.

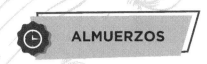

ALMUERZOS

MARTES

Lo que estás buscando es que tu plato contenga muchos vegetales, así que procura siempre tenerlos presentes. Selecciona los elementos de tu barra de ensalada y prepara una para acompañar lo siguiente:

BRÓCOLIS ASADOS

Ingredientes:

- 100 gramos de brócoli
- Una opción es salsa de soya (salsa de aminos de la marca BRAGG) y jugo de limón
- Mantequilla orgánica o ghee o aceite de aguacate
- Sal y pimienta al gusto

Preparación:

- Pon a calentar mantequilla orgánica, ghee o aceite de aguacate en una sartén a fuego medio.
- Agrega los brócolis y ponlos a asar. Para un mejor resultado, rebana los brócolis grandes por la mitad.
- Al finalizar, agrega sal a tu gusto o prepara un poco de salsa de soya con limón para agregarla al final.

LOMO DE CERDO AL HORNO

Ingredientes:

- 150 gramos de lomo de cerdo
- 1/2 cebolla blanca (cortada en julianas o a tu gusto)
- 2 tomates rebanados
- 4 rebanadas de tocino de cerdo orgánico cortado en trozos pequeños. No compres tocino empaquetado, ese tiene añadidos azúcares y otros aditivos no saludables. Pide que lo rebanen en la carnicería.
- Jugo de 2 o 3 limones
- 2 cucharadas de aceite de aguacate
- 1 cucharadita de sal
- 2 cucharadas de paprika (opcional)
- 2 cucharadas de ajo en polvo (opcional)

Preparación:

- En un tazón, exprime el jugo de 2 o 3 limones, agrega la sal, ajo en polvo, paprika y aceite de aguacate. Mezcla todo.
- En un recipiente para horno, coloca el lomo de cerdo con el aderezo encima, agrega la cebolla y el tocino encima. Ten en cuenta que entre más líquido esté el aderezo, mejor, porque esto ayudará a que el lomo esté hidratado. Mete al horno precalentado a 180°C (356°F) durante una hora.

¡Lo que debes saber!

Aunque el consumo de la carne de cerdo se ha estigmatizado y se considera un alimento alto en grasas que afecta la salud; esta carne contiene proteína de calidad, minerales, vitaminas del grupo B y aminoácidos esenciales, necesarios para una buena nutrición.

Y, por otra parte, el brócoli contiene una serie de elementos fitoquímicos con potenciales efectos en la prevención de diversos tipos de cáncer y otras enfermedades. Sin dejar de considerar su contenido de hierro, potasio, calcio, magnesio, zinc y yodo, el cual protege el corazón, ayuda con el tratamiento de la diabetes, mejora la salud digestiva, entre otras bondades.

MIÉRCOLES

Lo que estás buscando es que tu plato contenga muchos vegetales, así que procura siempre tenerlos presentes. Selecciona los elementos de tu barra de ensalada y prepara una para acompañar lo siguiente:

CAMARONES A LA MEDITERRÁNEA

Ingredientes:

- 150 gramos de camarones crudos, pelados y desvenados.
- 2 cucharadas de aceite de oliva
- 1/2 cebolla morada en rodajas
- 1 a 2 ajos finamente picados
- 1 taza de tomates cherri cortados a la mitad (o los tomates de tu preferencia)
- 2 cucharadas de albahaca fresca, rebanada en rodajas finas
- 1/4 de taza de aceitunas cortadas a la mitad
- 4 tazas de espinaca
- Sal y pimienta al gusto

Preparación:

- Enjuaga los camarones con agua limpia, sécalos bien con una servilleta y sazona con sal y pimienta.
- En una sartén a fuego medio, añade el aceite (cuida el punto de humo), o si lo prefieres, puedes usar mantequilla. Añade las cebollas y el ajo, saltea entre 1 y 3 minutos, hasta que veas las cebollas ligeramente tostadas. Añade el tomate y saltea otro minuto.
- Luego agrega los camarones y la espinaca. Dora a tu gusto.

- Al final, retira de la sartén y agrega albahaca fresca, aceitunas y mezcla con un poco de aceite de oliva.

¡Lo que debes saber!

Los camarones contienen hierro, fósforo, zinc, magnesio y vitamina B_{12}, por lo que ayudan al normal crecimiento y desarrollo del organismo, apoyan la reproducción y mantienen el adecuado funcionamiento del sistema inmune.

JUEVES

Lo que estás buscando es que tu plato contenga muchos vegetales, así que procura siempre tenerlos presentes. Selecciona los elementos de tu barra de ensalada y prepara una para acompañar lo siguiente:

ROLLOS DE VERDURA CON POLLO

Ingredientes:

- 100 a 150 gramos de carne de pollo, deshuesado y sin piel
- 2 zanahorias medianas sin cáscara y finamente rebanadas o ralladas
- 3 calabacitas medianas, finamente rebanadas o ralladas
- 1/3 de col morada, rallada
- 1/2 de taza de menta fresca picada
- 1/4 de cebollín, cortado de manera transversal
- 4 hojas de lechuga romana
- Aceite de oliva
- Salsa de soya (salsa de aminos de la marca BRAGG) diluida con limón
- Sal y pimienta al gusto

Preparación:

- Puedes dejar las verduras crudas o freírlas en una sartén con aceite, sal y pimienta. Reserva en un tazón y deja que se enfríen.
- El cebollín debe ir sofrito en aceite de aguacate; les dará un toque muy delicioso a tus rollos.

- Corta el pollo en pequeñas tiras, calienta una sartén con aceite de aguacate y ponlas a freír hasta que queden a tu gusto. Deja enfriar y reserva.
- Arma los rollos poniendo las verduras y el pollo dentro de las hojas de lechuga.
- Al momento de su consumo, baña el rollo con la salsa de soya y limón que previamente preparaste.

¡Lo que debes saber!

El pollo es una proteína de fácil digestión, fuente importante de vitamina B y minerales como calcio, hierro, zinc, sodio, potasio y magnesio, entre otros. Al combinar esta proteína con verduras, se incrementa en el plato el consumo de vitaminas y minerales tan beneficiosos para la salud en general.

VIERNES

Lo que estás buscando es que tu plato contenga muchos vegetales, así que procura siempre tenerlos presentes. Selecciona los elementos de tu barra de ensalada y prepara una para acompañar lo siguiente:

BISTEC AL AJO, ROMERO Y PIMIENTA

Ingredientes:

- 1 a 2 piezas de bistec de falda de 100 - 150 gramos (o el corte de tu preferencia)
- Mantequilla
- 2 dientes de ajo
- Romero fresco
- Pimienta negra (de preferencia recién molida) a tu gusto
- Sal a tu gusto
- Gotas de limón
- 1 cucharada de perejil fresco

Preparación:

- Mezcla la sal con la pimienta en un tazón y frota la carne con la mezcla.
- Deja reposar durante 5 minutos.
- En una sartén, agrega la mantequilla, 2 dientes de ajo (o los que quieras) y el romero.
- Cuando los ajos empiecen a cambiar de color y a dorarse, cocina la carne en la parrilla durante 3 a 4 minutos por cada lado (o al término de tu preferencia).

- Antes de comer, deja que la carne repose fuera del fuego para que los sabores se impregnen y no olvides comerte esos dientes de ajo que, además de ser deliciosos, son un poderoso alimento nutritivo.

¡Lo que debes saber!

La carne roja ha sido objeto de una mirada desfavorable y una serie de mitos difundidos en los últimos tiempos, sin embargo, es una importante fuente de vitamina B_{12}, la cual nos ayuda a metabolizar proteínas, formar glóbulos rojos y mantener el sistema nervioso central con un funcionamiento adecuado. Es rica en zinc, que protege contra el daño oxidativo, ayuda a la cicatrización de la piel y contribuye en la creación de la hemoglobina.

SÁBADO

Lo que estás buscando es que tu plato contenga muchos vegetales, así que procura siempre tenerlos presentes. Selecciona los elementos de tu barra de ensalada y prepara una para acompañar lo siguiente:

ARROZ FRITO DE COLIFLOR CON POLLO

Ingredientes:

- 120 a 150 gramos de pollo orgánico, sin piel ni huesos, picado
- 1/2 cabeza de coliflor mediana, picada
- 1/3 de cebolla blanca, picada
- 1 diente de ajo, picado
- 1 zanahoria, picada
- 1 tallo de apio, picado
- 2 cucharaditas de jengibre fresco rallado
- 5 o 6 hongos de tu elección, rebanados
- 1 calabacita pequeña, picada
- 1/3 de taza de chícharos, guisantes o arvejas, frescos o congelados
- 3 cucharadas de salsa de soya (salsa de aminos de la marca BRAGG)
- 1/2 cucharadita de pimienta negra molida
- 1/2 cucharadita de sal

Preparación:

- Muele la coliflor en tu procesador o licuadora y hazlo hasta que esté deshecha en pequeños trozos del tamaño del arroz. Reserva.

- Calienta aceite de aguacate en una sartén profunda a fuego medio. Añade cebolla, ajo, zanahoria, apio y jengibre y saltéalos durante 5 minutos.
- Agrega el pollo y cocina durante 5 minutos más o a tu gusto.
- Luego agrega los hongos y las calabacitas y saltea durante 2 minutos más.
- Incorpora la coliflor picada e integra a la mezcla de pollo y verduras. Saltea durante 7 minutos aproximadamente y añade los chícharos, los aminoácidos o salsa de soya, sal, pimienta y deja cocinar con la sartén tapada a fuego bajo durante unos 5 minutos o hasta que quede a tu gusto.

¡Lo que debes saber!

La combinación de esta proteína con coliflor es una buena elección para digerir correctamente. Además, posee grandes cantidades de vitaminas A, K, magnesio, potasio, fósforo, vitaminas B y muchos nutrientes. Contiene una alta cantidad de antioxidantes, tan esenciales para la salud general y que, además, ayudan a prevenir enfermedades del corazón, cáncer y problemas cerebrovasculares.

DOMINGO

Lo que estás buscando es que tu plato contenga muchos vegetales, así que procura siempre tenerlos presentes. Selecciona los elementos de tu barra de ensalada y prepara una para acompañar lo siguiente:

SOPA DE CALABACITA Y BERRO

Ingredientes:

- 1/2 cebolla mediana en cubos
- 2 tallos de apio, en cubos
- 2 calabacitas medianas en cubos
- 1/4 de mantequilla o ghee
- 1/4 de taza de nueces de la India naturales (opcional)
- 3 tazas de caldo de pollo, verduras o agua
- 1 taza de berros, sin tallos, en trozos
- 2 cucharadas de aceite de oliva
- Sal y pimienta al gusto

Preparación:

- En una olla, a fuego medio, calienta el aceite de oliva (cuida el punto de humo).
- Agrega cebolla y apio y cocina durante 5 minutos hasta que estén translúcidos.
- Agrega las calabacitas y saltea durante otros 3 minutos o a tu gusto.
- Agrega la mantequilla con las nueces de la India y, una vez que la mantequilla se derrita, agrega el caldo de pollo, verduras o agua.

- Reduce a fuego lento durante 5 minutos y hasta que observes que la calabacita se vea suave. Agrega el berro y cocina por otros 3 minutos y después apaga la lumbre.
- Traslada el caldo a la licuadora y licúa hasta que se vea homogénea.
- Corrige sal y puedes agregar un par de cucharadas de aceite de oliva para añadir cremosidad y sabor.

TACOS DE LECHUGA ROMANA CON SALMÓN Y AJONJOLÍ (SÉSAMO)

Ingredientes:

- 150 gramos de salmón cortado en cubos
- Mayonesa casera (150 a 200 ml de aceite de oliva, un huevo crudo entero, jugo de un limón, ajo picado y sal)
- 1 cucharada de ajonjolí blanco
- 1 cucharada de ajonjolí negro (opcional)
- 4 hojas de lechuga romana completa y bien lavada

Preparación:

- La mayonesa casera se prepara poniendo un huevo entero en un tazón. Con la ayuda de un tenedor mezcla hasta que todo se vea homogéneo. Comienza a agregar el aceite de oliva poco a poco. El proceso llevará aproximadamente 20 minutos y deberás mover sin parar para que se mezcle el aceite con el huevo. Una vez que termines de agregar todo el aceite, agrega el resto de los ingredientes, mezcla y guarda en el refrigerador donde puede permanecer fresco por una semana. También puedes facilitar el proceso en una licuadora si así lo deseas.

- En una sartén, coloca aceite de aguacate y pon a freír los cubos de salmón hasta que queden a tu gusto.
- Retíralos del fuego y permite que reduzca la temperatura.
- En un tazón, pon los cubos de salmón y agrega la mayonesa casera, mezcla y agrega el ajonjolí con un poquito de sal.
- Prepara los tacos en hojas de lechuga romana.

¡Lo que debes saber!

El salmón es una proteína saludable, rica en ácidos grasos omega 3 y, además, una excelente fuente de potasio. Esta combinación de nutrientes ayuda a controlar la presión arterial y reducir el riesgo de sufrir un accidente cerebrovascular. Por su parte, el berro aporta vitaminas C, K, E, B1, y B_6 y es rico en betacaroteno, que cuida la piel y favorece una visión saludable. Y la calabacita, aparte de todos los beneficios que ya hemos referido antes, es un excelente diurético, por lo que resulta beneficioso en el tratamiento de la hipertensión arterial, cálculos renales y retención de líquidos.

Si vas a evitar un alimento en el día, es preferible que sea el alimento de la noche. No está mal cenar, pero una sugerencia que te va a ayudar a estar saludable es hacerlo teniendo en cuenta que tu cuerpo necesita descansar durante la noche y si cenas e inmediatamente te vas a dormir, tu cuerpo tendrá que digerir durante la noche y eso no te ayudará a mantener tu salud. Procura dejar dos a tres horas de tiempo entre que cenas y tu hora de descanso.

LUNES

Lo que estás buscando es que tu plato contenga muchos vegetales, así que procura siempre tenerlos presentes. Selecciona los elementos de tu barra de ensalada y prepara una para acompañar lo siguiente:

GUACAMOLE CON FAJITAS DE RES

Ingredientes:

- 100 a 150 gramos de carne de res en bistec
- 1 aguacate
- 1 limón
- 1 a 2 cucharadas de aceite de oliva
- 1/2 pimiento cortado en tiras
- 1/4 de cebolla blanca rebanada en tiras
- Sal y pimienta al gusto

Preparación:

- Aplasta el aguacate con la ayuda de un tenedor, agrega limón, sal, pimienta, aceite de oliva y mezcla perfectamente.

- Puedes preparar las fajitas de res con el pimiento y cebolla en una sartén o en el horno.
- Agrega un poco de sal y pimienta al gusto.

¡Lo que debes saber!

Este plato posee un alto contenido de proteínas, hierro y zinc; grasas saludables; así como muchas vitaminas y minerales de las verduras.

CENA

MARTES

Lo que estás buscando es que tu plato contenga muchos vegetales, así que procura siempre tenerlos presentes. Selecciona los elementos de tu barra de ensalada y prepara una para acompañar lo siguiente:

ALCACHOFA AL LIMÓN

Ingredientes:

- 1 alcachofa
- Jugo de un limón
- 1 cucharada de aceite de oliva
- Sal y pimienta al gusto

Preparación:

- Cocina la alcachofa en agua hirviendo entre 25 y 30 minutos.
- En cuanto esté cocida, retira del agua de cocción.
- Puedes preparar el aderezo con el jugo de un limón, una cucharada de aceite de oliva, sal y pimienta al gusto.
- Si te quedas con hambre, puedes incluir de 2 a 3 rebanadas de jamón serrano, ibérico o prosciutto con tomates cherri, aceite de oliva y albahaca fresca.

¡Lo que debes saber!

La alcachofa destaca por su contenido de vitaminas B_1, B_3 y E, hierro, potasio y calcio. También es fuente de fibra. Además, es una de las verduras que más proteínas contiene y posee propiedades antiinflamatorias.

192

MIÉRCOLES

Lo que estás buscando es que tu plato contenga muchos vegetales, así que procura siempre tenerlos presentes. Selecciona los elementos de tu barra de ensalada y prepara una para acompañar lo siguiente:

CALDO DE HONGOS

Ingredientes:

- 200 gramos de hongos de tu elección
- 1 a 2 dientes de ajo
- 1/3 de cebolla blanca cortada en cubos o a tu gusto
- 2 cucharadas de perejil picado
- 2 cucharadas de epazote fresco picado (opcional)
- 2 piezas de chile guajillo remojado (sumergido en agua por 10 minutos), sin semillas y cortado en tiritas (opcional)
- 3 tazas de caldo de pollo o verduras sin sal; si no cuentas con caldo preparado lo puedes hacer con agua
- Mantequilla o ghee
- Sal al gusto

Preparación:

- En una olla para caldo, derrite la mantequilla o ghee y comienza a cocinar la cebolla y ajo hasta que se vean translúcidos.
- Agrega los champiñones y permite que se reduzcan de tamaño y suelten el líquido que tienen.
- Agrega el caldo o agua y añade sal a tu gusto.
- Si cuentas con epazote y el chile guajillo, puedes añadirlo y dejar que el caldo hierva por 5 minutos.

¡Lo que debes saber!

Los hongos son un gran alimento que, en el reino de la naturaleza, desempeñan un papel muy importante, ya que integran y reciclan los nutrientes que utilizan otras plantas en el ecosistema. Son una gran fuente de minerales esenciales, vitaminas, antioxidantes, contenido de proteína, fibra y, además, son deliciosos.

La sopa es una gran forma de nutrirte, siempre y cuando tengas en cuenta que los ingredientes de su preparación importan. Por eso puedes usar caldo de pollo preparado en casa o agua, pero evita utilizar los «cubos de sabor estilo Knorr».

JUEVES

Lo que estás buscando es que tu plato contenga muchos vegetales, así que procura siempre tenerlos presentes. Selecciona los elementos de tu barra de ensalada y prepara una para acompañar lo siguiente:

TOMATES ASADOS A FUEGO LENTO CON RODAJAS DE QUESO DE CABRA

Ingredientes:

- 50 gramos de tomates cherri partidos a la mitad (o los tomates de tu preferencia)
- 3 a 4 rodajas de queso de cabra
- 1/2 aguacate cortado en rodajas
- Aceite de aguacate
- Aceite de oliva
- 1 cucharada de tomillo
- 1 cucharada de orégano
- 1 cucharada de albahaca
- 1 cucharadita de sal
- Pimienta al gusto

Preparación:

- En un tazón grande, revuelve los tomates con un poco de aceite de aguacate, tomillo, orégano, albahaca, sal y pimienta.
- Pon los tomates en una charola para hornear con las cáscaras hacia abajo y deja hornear a 150°C (300°F) durante 40 minutos o hasta que veas que están cocinados a tu gusto.
- Sácalos y deja enfriar.

- Cuando sirvas en el plato, agrega las rodajas de queso de cabra y aguacate, pon un poco de sal y aceite de oliva a tu gusto.

¡Lo que debes saber!

Este delicioso plato es rico en vitaminas C, B y A que tienen poderosos efectos antioxidantes sobre el cuerpo y se digiere muy fácilmente.

VIERNES

ENSALADA DE ATÚN CON AGUACATE

Ingredientes:

- 50 a 100 gramos de atún envasado en agua o aceite de oliva (busca un atún de buena calidad)
- 1 aguacate, cortado en cubos
- 15 gramos de queso feta, cortado en cubos
- 2 cucharadas de perejil picado
- 20 gramos de jitomate cherri, partidos a la mitad
- 10 gramos de cebolla morada, cortada a tu gusto
- 2 cucharadas de aceite de oliva
- 1/2 limón
- Sal y pimienta al gusto

Preparación:

- Agrega en un *bowl* el queso feta, perejil, tomate, cebolla, aceite de oliva, sal, pimienta y jugo de limón.
- Mezcla y deja reposar por unos minutos para que se incorporen los sabores.
- Al final, agrega el atún y mezcla.
- Sirve tu plato y coloca el aguacate encima.
- Puedes incluso agregar la mayonesa casera que aprendiste a preparar.

¡Lo que debes saber!

El atún es una opción ideal para la cena. Es una fuente excelente de proteína magra y omega 3. Además, nos aporta vitaminas y minerales y es bajo en calorías y grasas saturadas. Los beneficios de su consumo van desde la disminución del riesgo de enfermedad cardiovascular hasta la pérdida de peso.

SÁBADO

Lo que estás buscando es que tu plato contenga muchos vegetales, así que procura siempre tenerlos presentes. Selecciona los elementos de tu barra de ensalada y prepara una para acompañar lo siguiente:

FILETE DE SARDINA AL HORNO

Ingredientes:

- 3 a 4 filetes de sardinas
- 1/2 taza de perejil finamente picado
- 1 diente de ajo finamente picado
- 1 pimiento rojo finamente picado
- Jugo de un limón
- 4 hojas de lechuga romana o endivia (opcional)
- Aceite de oliva
- Poca sal y pimienta al gusto (ten en cuenta que las sardinas son saladas)

Preparación:

- Con un cuchillo filoso, abre a la mitad las sardinas.
- Mételas al horno 120°C (250°F), hasta que veas que la piel se comienza a dorar. Puedes usar papel para hornear.
- Prepara el aderezo con el perejil, diente de ajo, jugo de limón, sal, pimienta y aceite de oliva.
- Cuando las sardinas estén listas, retira del horno y agrega al tazón donde está el aderezo para que las puedas machacar.
- Puedes acompañar con tu ensalada, tal como se propuso al principio, o bien, puedes hacer tacos de lechuga o endivia.

¡Lo que debes saber!

Las sardinas, por su alto contenido en fósforo, favorecen el estado de los huesos y los dientes, mantienen el pH adecuado de la piel y mejoran las funciones del cerebro. Además, su alto contenido en ácidos grasos omega 3 las hace un alimento saludable para el corazón, gracias a sus efectos antiinflamatorios y anticoagulantes.

DOMINGO

Lo que estás buscando es que tu plato contenga muchos vegetales, así que procura siempre tenerlos presentes. Selecciona los elementos de tu barra de ensalada y prepara una para acompañar lo siguiente:

BROCHETAS DE POLLO

Ingredientes:

- 150 gramos de pechuga de pollo orgánico cortado en cubos
- 1/3 de cebolla cortada en cubos o julianas
- 1 pimiento cortado en cubos
- 2 rebanadas de tocino de cerdo orgánico cortado en trozos pequeños. No compres tocino empaquetado, ese tiene añadidos azúcares y otros aditivos no saludables.
- 1/2 taza de champiñones cortados a tu gusto
- Tomillo al gusto
- Sal y pimienta al gusto
- Aceite de oliva

Preparación:

- Precalienta el horno a 200°C (400°F).
- Corta las verduras y el tocino para acomodarlos con los pedazos de pollo en las brochetas.
- Mezcla todo en un *bowl* y agrega sal, tomillo y aceite de oliva.
- Comienza a armar las brochetas intercalando cada ingrediente.
- Puedes hacerlas en el horno o en la parrilla.

- Con mucho cuidado, voltea las brochetas para conseguir la cocción por todos lados.
- Retira del fuego cuando observes que el pollo se encuentra cocinado a tu gusto.

¡Lo que debes saber!

El pollo es una proteína de fácil digestión, ideal para la cena. Es una fuente importante de vitamina B y minerales como calcio, hierro, zinc, sodio, potasio y magnesio, entre otros.

¡El cambio está en tus manos! Atrévete a explorar estas recetas y permitir que tu paladar se deleite con combinaciones únicas y deliciosas, mientras cuidas tu salud y la de los tuyos.

CAPÍTULO 8

OPCIONES ALIMENTICIAS PARA VIAJEROS FRECUENTES
COMIENDO FUERA DE CASA CON CONSCIENCIA

«Aprenderás todo de ese lugar cuando pruebas su comida».

—Anthony Bourdain

Cuando acostumbras a viajar con frecuencia, bien sea por placer o por razones de trabajo, surge la excitante pero desafiante tarea de mantener un estilo de vida saludable mientras disfrutas de la aventura de conocer nuevas culturas, sabores y experiencias. Sin embargo, podemos garantizarte que no hay razón para renunciar a tu bienestar mientras experimentas travesías inolvidables.

Aunque estamos conscientes de que los aeropuertos, gasolineras, farmacias, restaurantes de comida rápida y la mayoría de los sitios turísticos, no son de mucha ayuda cuando de mostrar opciones alimenticias se refiere y que tomar decisiones saludables es complicado cuando estamos cansados, no podemos perder de vista nuestros verdaderos objetivos.

Por ello, queremos invitarte a descubrir los secretos para disfrutar de tu viaje sin sacrificar tu salud, porque aprenderás cómo seleccionar sabiamente tus alimentos y nutrir tu cuerpo cuando estás fuera de casa.

No es necesario que te prives de las delicias culinarias que hacen que cada destino sea especial. Puedes aprender a disfrutar de los sabores auténticos y deleitarte en cada bocado, sabiendo que estás cuidando de ti en el proceso, porque la alimentación inteligente es el camino hacia el equilibrio perfecto entre el placer y el bienestar. Además, comer sanamente no tiene por qué ser sinónimo de aburrimiento o de falta de disfrute.

Es importante que disfrutes de tu viaje, que camines, explores y pases momentos agradables con los que amas.

Si tu viaje es de trabajo, con mayor razón debes procurar nutrirte bien, puesto que necesitarás tener energía física y mental para desarrollarte bien en tu actividad laboral y eso depende, en gran medida, de los nutrientes que ingreses al cuerpo.

Te vamos a demostrar que comer saludable fuera de casa es posible. Así que a continuación, encontrarás una guía para viajar y comer sin culpa:

1. Planifica tu viaje y también tu alimentación

Mientras empacas tu ropa, procura a la vez mantener en mente cómo deseas comer, porque, de lo contrario, lo más probable es que termines tomando malas elecciones cuando llegues a tu destino si lo haces de manera improvisada.

En primer lugar, podrías averiguar cómo es la gastronomía del lugar de hospedaje. Si sus platos no son tan sanos, o si no cumplen con los requerimientos de tu estilo de alimentación, puedes buscar otras opciones, como restaurantes propios de tu cultura, los cuales suelen formar parte de las atracciones de muchos destinos.

Existen muchas aplicaciones que te pueden ayudar a ubicar restaurantes y locales saludables donde puedes comer de acuerdo con tus gustos gastronómicos y necesidades particulares.

Si vas en un plan de viaje de trabajo, ten en cuenta que los llamados *coffee break* siempre ofrecen opciones no saludables. Las galletas, donas, panes, café con azúcar solo harán que te dé más sueño, puesto que el exceso en el consumo de algunos productos daña las mitocondrias, que son las unidades formadoras de energía. Esto da un golpe duro al cuerpo generando sueño, falta de atención y, por lo tanto, menor productividad.

2. Busca alojamientos que tengan cocina (cuando viajas en familia por varios días al mismo lugar)

Buscar un alojamiento con cocina es una buena opción de la que dispones para poder preparar tus propias comidas. Esto te permitirá comer de manera más saludable, mientras ahorras dinero y tiempo al no tener que perderlo buscando dónde comer y tardar en reanudar tu itinerario.

Para ello, es importante que consideres que quizá tendrás que despertarte un poco antes de lo esperado para preparar los alimentos del día. Además, debes asegurarte de preguntar con qué utensilios contarás para cocinar y en caso de que falte alguno que te resulte imprescindible, llévalo desde casa.

Desde luego que eso implica que tengas que destinar un tiempo para ir al supermercado a comprar todos tus alimentos, por lo que te sugerimos tener una lista de compras previamente descrita y verificar la existencia de algún supermercado cercano a tu hospedaje para que puedas comprar algunos suministros, o bien, llévalos desde casa si es posible.

En todos los lugares del mundo venden carne, pollo, huevos, diversidad de vegetales y verduras, mantequilla, aceite de oliva, sal y especias. Con eso es suficiente para tener una despensa improvisada lista para cocinar.

De esta forma, puedes preparar el desayuno, considerando cualquiera de las opciones presentadas en el capítulo 6 y tomarlo antes de salir. También, puedes hacer un almuerzo sencillo que no necesite calentarse y, de esa forma, podrás llevar tu comida lista para cuando desees almorzar.

Ahora bien, si lo que menos deseas es cocinar en el viaje, continúa leyendo, porque no se han terminado las opciones.

3. Empaca opciones saludables

Te sugerimos tener una maleta de viaje pequeña que puedas cargar fácilmente en los hombros, donde puedas tener siempre opciones saludables para elegir mejor.

Aunque quizá no lo estés considerando, a veces el hambre ataca en cualquier parte del recorrido. Si no tienes algo sano que comer, seguramente optarás por comprar chocolates, *chips* y cualquier otro bocadillo que encuentres a mano.

Sin embargo, hay muchas opciones saludables que puedes portar con facilidad, por ejemplo:

- Frutos secos o nueces y semillas
- Verduras cortadas en tiritas
- Frutas que no se estropeen con facilidad

- Trozos de queso
- Jamón ibérico, serrano o prosciutto
- Aceitunas
- Agua

4. Elige mejor en los aeropuertos, terminales y sitios de comida rápida

Es muy complejo elegir alimentos saludables en un aeropuerto o terminales, porque las opciones que te van a ofrecer serán, en su mayoría, las de comida rápida que no son nutritivas.

La mejor sugerencia es decirte que antes de ir al aeropuerto o cualquier terminal, dejes un tiempo planeado para comer alimentos nutritivos e inteligentes. De esta manera, llegarás sin hambre y será poco probable que se te antoje comer cualquier producto de comida rápida. Incluso, en el trayecto en el avión, evitarás consumir los típicos *snacks* de galletas, granolas o productos no nutritivos que suelen ofrecer.

Si por alguna razón no pudiste planear, tienes hambre y tus únicas opciones son restaurantes de comida rápida, estas son algunas de las opciones que puedes elegir:

- Busca hidratarte siempre con agua simple, no busques las que tienen saborizantes.
- Busca un lugar que te ofrezca proteína y vegetales.
- Si eliges una ensalada, ten en cuenta que el aderezo seguramente tendrá altas cantidades de azúcar. Procura usar el mínimo o, en su lugar, usar aceite de oliva, limón y sal.
- Una buena sugerencia es tener un frasco de vidrio pequeño en donde puedas poner aceite de oliva extra virgen y que puedas llevar en tu bolsa o maleta de mano.

- Busca comer algo de proteína como carne molida, huevo, pollo, camarón, pescado, carne de res, carne de cerdo, evitando las opciones que añaden *barbecues* o salsas que aderezan las proteínas, pan, tortilla, chips, papas a la francesa, *noodles*, cátsup, salsas agridulces, etcétera.
- Busca alguna sopa o crema de verduras o de hongos. Aunque no van a estar preparadas con las mejores opciones saludables, será una mejor elección.

Evita cualquier tipo de productos elaborados con harinas refinadas (como *croissants*, donas o galletas), barritas de cereales y alimentos fritos (chips o papas fritas).

Con respecto a las bebidas, evita las que contengan crema batida, endulzantes y colorantes, y procura no consumir gaseosas, aguas de sabor o jugos.

Estas son algunas de las opciones que puedes elegir en su lugar:

- Té sin azúcar o endulzantes
- Café americano
- Cappuccino (con leche de almendra o coco)

Evita la crema o nata de montar, bebidas a base de leche endulzadas (como malteadas o frapuchinos) y jugos de frutas (aunque sean naturales).

5. Consume un desayuno saciante y saludable en el *buffet* o restaurante

Si no encontraste un alojamiento con cocina o no era una opción adecuada para ti, podrás consumir tus alimentos con seguridad en el *buffet* de tu alojamiento o en algún restaurante, tomando en cuenta algunas consideraciones. Lo importante es que no vayas a comer en sitios de comida rápida. No es una buena forma de comenzar el día.

El *buffet* es una excelente forma de ponerte a prueba. Finalmente, la salud es una decisión y en esta forma de presentación de los alimentos tendrás una opción no saludable y otra que sí lo es. Es tentador ver tanta comida y no es fácil dejar de comer lo que nos gusta y sabemos que no nos nutre, pero te sentirás muy bien al hacerlo. No solo por demostrarte que sí puedes, sino porque tomar un buen desayuno evitará que sientas hambre a lo largo del día y tomes decisiones poco saludables en medio de la desesperación de tu viaje de placer o de negocios.

Olvídate de tomar solo una taza de café con galletas, no es nutritivo ni saludable y, además, tendrás hambre en muy poco tiempo. Por lo general, puedes encontrar fácilmente en cualquier establecimiento de comida las siguientes opciones para desayunar:

- Huevos, tocineta, jamón ibérico o cualquier tipo de proteína de origen animal
- Tomates
- Quesos (si hay de cabra, mucho mejor)
- Mantequilla
- Yogur natural
- Mantequilla o crema de frutos secos (por ejemplo, de almendra)
- Aguacate
- Hojas verdes
- Verduras de todo tipo
- Semillas
- Aceite de oliva
- Frutos rojos
- Café, té, agua mineral o purificada

Con estos elementos podrás armar un desayuno nutritivo y comerlo hasta saciarte.

Con respecto a las frutas, las cuales se encuentran disponibles en casi cualquier parte del mundo, todas son buenas y no vamos a satanizar a ninguna, ya que contienen fibra, vitaminas, minerales, fitonutrientes y más. Sin embargo, debemos recordar que algunas contienen mayor cantidad de azúcar que otras.

En nuestra dinámica diaria, la cantidad de azúcar y carbohidratos es lo que nos ha llevado a padecer ciertas enfermedades, por lo que debemos tomar en cuenta que, aunque las frutas son buenas, añaden un elemento que, sumado a los productos procesados, harinas refinadas, edulcorantes, azúcares añadidos y más, no nos ayudan a salir del problema, que es la fructosa.

Ten en cuenta que mientras más madura sea una fruta, mayor será su carga glucémica.

Si dispones de una gran variedad de frutas en el sitio en el cual tomarás tu desayuno, procura tomar las siguientes opciones: moras azules, frambuesas, zarzamoras, fresas, cerezas, kiwi o granada. La recomendación es un consumo moderado, no más de una pieza o 1/2 taza y siempre déjalas al final.

Si decides no consumirlas, no tendrás ninguna faltante de nutrientes, puesto que las vitaminas y minerales que aportan también las encuentras en las verduras y otros alimentos.

Por otra parte, las frutas menos recomendables serían las siguientes: sandía, piña, melón, papaya, mango, plátano y uvas. Y, utilizando la lógica, si te sabe muy dulce significa que, aunque sea un fruto rojo, va a aportar una mayor carga de carbohidrato.

Lo importante es que, para el desayuno, te mantengas alejado del pan, las galletas dulces, los cereales de caja, los *waffles, hotcakes,* jugos, la miel y muchas opciones comunes en la mayoría de los lugares.

6. Elige bien en los restaurantes y otros establecimientos de comida

Lo primero que debes hacer es evitar las comidas callejeras si la falta de higiene es más que evidente. ¡No te arriesgues a enfermarte durante tus vacaciones!

A la hora de seleccionar alimentos en un restaurante, aprende a elegirlos, dando prioridad a vegetales, grasas y proteínas.

Procura elegir preparaciones sencillas, sin muchas salsas, ya que estas suelen contener azúcar o usar harinas refinadas como espesante.

Las sopas podrían ser una buena opción, especialmente si son tradicionales. Pero ten en cuenta que todo va a depender de cómo la preparen y la seguridad de eso solo la tendrás al preparar tus alimentos en casa.

Las ensaladas siempre van a estar disponibles en casi cualquier restaurante. Solo procura pedir aparte aceite de oliva, vinagre, limón, sal y pimienta, para que la adereces tú mismo, en lugar de usar el aderezo provisto por el establecimiento, el cual, aunque quizá es mucho más rico, puede contener ingredientes poco saludables.

Es importante que comas hasta saciarte de los alimentos correctos, pero si los platos son demasiado grandes, comparte con tus compañeros de viaje y así no caerás en excesos.

Finalmente, no necesitas comer un postre en cada comida. Nosotros te sugerimos evitarlos a toda costa, pero si vas a hacerlo, resérvalo para algún momento del viaje en el cual encuentres un lugar especializado en ellos si de verdad deseas probar algo diferente.

7. Toma mucha agua

No te olvides de llevar tu botella de agua en todo momento. Beber agua te ayuda a controlar la ansiedad y mantener bajo control esos antojos de comida chatarra que son tan tentadores, ya que prolonga la sensación de saciedad y facilita la digestión.

8. Cuidado con el consumo de alcohol

Cuando salimos de viaje por placer, queremos descansar, relajarnos, despreocuparnos de las responsabilidades diarias del trabajo. Esto puede hacernos caer en el deseo de consumir bebidas alcohólicas.

Es difícil no caer en excesos cuando el lugar de hospedaje ofrece bar abierto. Pero si deseas cuidarte, tendrás que poner a prueba tu fuerza de voluntad para evitar complicaciones de salud.

Las bebidas alcohólicas provienen del azúcar (carbohidratos como la uva, cebada, centeno, maíz, papa, entre otros). Estos carbohidratos se reposan en un proceso llamado fermentación, que quiere decir que una bacteria los descompone a un producto más sencillo. Mediante este proceso, ese carbohidrato se convierte en un alcohol (etanol) y deja de ser un carbohidrato.

Por lo tanto, el alcohol no contiene carbohidratos, sino que es una sustancia diferente.

Existen dos formas de generar alcohol:

- Los fermentados que contienen menos de 15 % de alcohol (vino, *champagne*, cerveza, sidra, entre otros).
- Los destilados que se someten a un segundo proceso de fermentación y contienen más de 15 % de alcohol (tequila, whisky, ron, ginebra, vodka, brandy, entre otros).

¿Qué quiere decir que tenga un porcentaje de alcohol? Se refiere al contenido de alcohol medido por cada 100 mililitros de agua. Ejemplo: un whisky de 45 % de alcohol contiene 45 gramos de alcohol por cada 100 mililitros de agua.

Pero no solo debes preocuparte por los efectos inmediatos del consumo del alcohol, que podrían generarte una resaca y alejarte unas horas del disfrute. Lo más importante es que no debes pasar por alto que el alcohol es la segunda sustancia más calórica después de las grasas, ya que un gramo de alcohol aporta 7 calorías. Esto quiere decir que el alcohol contribuye al aumento de peso y tiene más calorías que los carbohidratos. A diferencia de las grasas saludables, son calorías vacías que no nutren, sí engordan y, sobre todo, enferman.

Así que evita los excesos en este tipo de bebidas. Especialmente, mantente alejado de las bebidas o cocteles preparados con jarabe, aquellas que llevan incorporadas bebidas gaseosas, las cremas (como la irlandesa), agua quina y demás.

Y, en caso de que decidas consumir alcohol, es mucho mejor hacerlo de los destilados y procurando tomar mucha agua, para mantenerte hidratado.

El alcohol es un tóxico, es hipercalórico, deshidrata, despierta el hambre por comida generalmente no saludable, es un depresor que modificará tus horas de sueño afectando tu descanso y hará que al día siguiente te sientas mal. Todo esto afecta tu viaje, pero, al final tú decides.

9. Mantente en movimiento

Para llevar este punto a cabo, necesitas planearlo y eso quiere decir que en tu maleta de viaje siempre debe ir, por lo menos, un par de juegos de ropa para hacer deporte.

Aprovecha tu viaje para conocer nuevos lugares, camina, bájate del carro siempre que puedas y si asistes a alguna celebración o evento musical, baila y disfruta el momento.

Puedes aprovechar para salir a caminar, trotar o correr por la mañana. Créenos, es una excelente forma de conocer el lugar. Si en el hotel en el cual te estás alojando hay gimnasio, otra opción es pasar unos 30 minutos allí cada mañana antes de iniciar tu itinerario. Esto te dará energía para disfrutar del viaje.

La idea es que no te mantengas sedentario durante los días que dure tu viaje y que, en caso de que consumas carbohidratos, estos tengan menor impacto en tus cifras de glucosa e insulina.

10. Consejo adicional

Si puedes, lleva o compra una botella de vinagre de manzana. Si planeas consumir una comida copiosa en un restaurante o en un *buffet*, antes de salir de tu sitio de hospedaje, diluye una cucharada de vinagre de manzana en 250 ml de agua y tómalo con un popote (para evitar manchar tus dientes). Eso sí, este consejo será de utilidad solo si vas a comer en los siguientes 60 minutos. También la puedes agregar en tu ensalada favorita como parte del aderezo. Esto reduce los niveles de glucosa en sangre y de insulina si se toman antes de una comida alta en carbohidratos, además, te produce saciedad y ayuda a controlar lo que consumirás.

A lo largo de este capítulo y del libro completo, te hemos enseñado que no hay fronteras que restrinjan el placer de una comida saludable y que cada bocado puede ser una celebración para el cuerpo y el alma.

Viajar es una sinfonía de emociones y sensaciones. Nuestra alimentación debe acompañar esta melodía. Elegir sabiamente nuestros alimentos enriquece nuestra aventura, aportando vitalidad y energía para saborear cada momento al máximo.

No olvides que no se trata de una búsqueda implacable de la perfección, sino de un equilibrio entre el disfrute y la conciencia de nuestros cuerpos. Date el permiso de ser amable contigo mismo y disfruta la diversidad culinaria, sabiendo que una elección ocasionalmente indulgente también es parte del viaje.

Recuerda en todo momento estas valiosas lecciones: busca el arcoíris de colores en tu plato, selecciona ingredientes frescos y locales que conecten con el corazón de cada destino, cultiva el gozo de la comida como un acto sagrado de amor hacia ti mismo y, sobre todo, observa lo que eliges comer, no cabe duda de que tu mejor decisión es la que haces con tu tenedor.

Así que inicia tu viaje con la confianza de que ahora tienes en tus manos una herramienta poderosa: el conocimiento para saborear el mundo con plenitud y salud. Llena tu maleta de buenos recuerdos y el sabor de cada destino enriquecido por tus elecciones saludables.

¡Buen viaje y buen provecho!

BIOGRAFÍA

Karen González-Lamb Vázquez

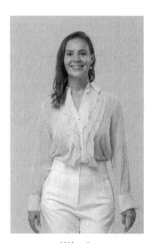

Es egresada del Instituto Tecnológico y de Estudios Superiores de Monterrey (ITESM) de la carrera de Administración de Empresas con especialidad en Calidad de Procesos. Posee una Maestría en Ingeniería en Imagen Pública del Colegio de Imagen Pública.

Después de más de 18 años dedicados al mundo corporativo y, alguno de ellos, en puestos gerenciales, comenzó a padecer diferentes condiciones crónicas y enfermedades, lo que la llevó a buscar un equilibrio en su vida y tratar de entender a su máquina maravillosa que tiene como cuerpo.

En tal sentido, se certificó como Coach en Nutrición Integral en el Institute for Integrative Nutrition of New York (IIN). También, posee una especialidad en Salud Digestiva y en Salud Hormonal por el mismo instituto y un Diplomado en Cocina Ética y Sustentable.

Dr. Gerardo Ochoa Anaya

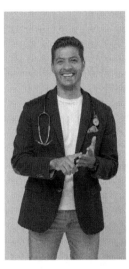

Es Doctor con doble especialidad, egresado de la Universidad Panamericana, con Especialidad en Anestesiología por el Hospital Inglés ABC y una Subespecialidad en Cardiovascular por el Centro Médico Siglo XXI.

Lleva más de 20 años practicando medicina y durante mucho tiempo se enfocó en la medicina curativa hasta que, a finales del 2019, se dio cuenta de que lo que necesita el mundo es la prevención y una forma más adecuada de entender su cuerpo.

Tiene enfoque en Medicina Funcional y estudios en Nutrición y Gastronomía, además de que ha acuñado el concepto de Alimentación Inteligente. Todo esto le permite ayudar a miles de personas a entender que la modificación de los hábitos en el estilo de vida será el vehículo que las llevará a un mejor estado de salud y calidad de vida.

Juntos son **Be Welly** y ayudan a las personas a recuperar la salud metabólica de padecimientos como diabetes tipo 2, resistencia a la insulina, sobrepeso, obesidad y problemas metabólicos, e incluso a prevenirlos a través de varios programas en línea.

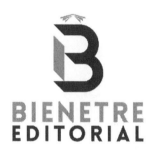

BIENETRE
EDITORIAL

Made in United States
Troutdale, OR
08/07/2024

21847948R00124